Die Leichte Anti-Entzündungs-Diät

für Einsteiger

365 Tage Ohne Stress und Mit Einfachen Rezepten zur Heilung des Immunsystems

Nila Mevis

Inhaltsverzeichnis

Einführung

Dieses Buch hilft Ihnen, eine einfache entzündungshemmende Ernährung zu verstehen und zu befolgen. Diese Ernährungsweise ist eigentlich keine Diät, sondern ein Lebensstil, eine Art, energiereiche, köstliche Vollwertkost in ihrem natürlichen Zustand zu konsumieren. Es geht weniger um das Zählen von Kalorien als vielmehr um das Wissen um die Nährstoffe, die in diesen Kalorien enthalten sind. Hier gibt es keine leeren Kalorien oder fluffige Füllstoffe, sondern nur echte Zutaten, die dem menschlichen Körper gut tun.

Richtige Ernährung ist eine bedeutende Investition in die Gesundheit. Wenn Sie minderwertige Lebensmittel essen, greifen Sie auf die Nährstoffreserven in Ihren Knochen, Weichteilen, Organen, Drüsen, Haut und sogar Haaren zurück! Ich bin der festen Überzeugung, dass man einem alten Hund neue Tricks beibringen kann, und das bedeutet, dass wir wieder lernen müssen, wie wir uns ernähren.

Sich auf eine Weise zu ernähren, die Entzündungen heilt, muss keine zeitraubende Tortur sein. Die Prinzipien in diesem Buch werden Ihnen helfen, den Weg zum Lebensmittelgeschäft zu verkürzen. Sie werden sich schnell für Lebensmittel entscheiden, die Ihrem Körper guttun, und nicht für auffällige Süßigkeiten und Leckereien, die Sie erschöpft zurücklassen. Auch die Rezepte in diesem Buch sind einfach: Die Vorbereitung der Mahlzeiten und die Kochzeiten nehmen nicht viel Zeit in Anspruch, so dass Sie auch an einem arbeitsreichen Tag Zeit für eine gesunde Ernährung haben.

Lassen Sie uns heute noch kochen!

Essen im Rahmen der Anti-Entzündungs-Diät

Die Vorteile der Anti-Entzündungs-Diät

Viele Menschen, die auf eine entzündungshemmende Ernährung umstellen, erleben einige sehr unerwartete, aber willkommene Vorteile, wie zum Beispiel:

1. Seltener hungrig sein: Nährstoffreiche Lebensmittel sättigen den Körper und verringern das Verlangen nach Nahrung.
2. Allmähliche Gewichtsabnahme: Im Gegensatz zu Modediäten, bei denen es zu einem schnellen Gewichtsverlust kommen kann, der dann aber wieder zurückkehrt, führt der Verzehr von entzündungshemmenden Lebensmitteln und der Verzicht auf verarbeitete giftige Inhaltsstoffe in der Ernährung zu einem allmählichen, langfristigen Gewichtsverlust, der auch anhält.
3. Ein Gefühl des Wohlbefindens durch Disziplin: Mit jeder gesunden Mahlzeit, die Sie zubereiten, mit jeder gesunden Entscheidung, die Sie wiederholen, geben Sie Ihrem Körper das Rüstzeug, um zu gedeihen, und das ist emotional und körperlich lohnend.
4. Frischer Atem: Entzündungshemmende Lebensmittel sind leichter zu verdauen, was bedeutet, dass weniger unverdaute, verarbeitete toxische Inhaltsstoffe den Darm entzünden und Blähungen und Aufstoßen verursachen. Entzündungshemmende Lebensmittel erfrischen den Verdauungskanal.

Weniger Stress bei der Auswahl der Lebensmittel: Die Planung und Zubereitung von Lebensmitteln im Voraus und die Bequemlichkeit des Instant Pot für die Zubereitung von Lebensmitteln verringern die Gefahr von Fehlentscheidungen in der Ernährung und minimieren den Zeitaufwand in der Küche.

Nach der Anti-Entzündungs-Diät

Es ist wichtig, dass Sie sich nicht überfordern, wenn Sie mit einer Anti-Entzündungs-Diät beginnen. Hier sind vier einfache Ernährungsrichtlinien, auf die Sie sich konzentrieren sollten, wenn Sie Ihre Reise beginnen.

1. **Versorgen Sie Ihren Körper mit unverarbeiteten, nährstoffreichen, heilenden Lebensmitteln, die vor Entzündungen schützen.**

Entscheiden Sie sich für antioxidantienreiche Bioprodukte, wild gefangenen Kaltwasserfisch mit einem hohen Gehalt an Omega-3-Fettsäuren, Fleisch und tierische Produkte aus Grasfütterung und ohne Antibiotika, Nüsse und Samen mit einem hohen Gehalt an gesunden Fetten, Proteinen und Ballaststoffen sowie Allium (Zwiebeln, Knoblauch, Lauch) und Kräuter (Basilikum, Oregano, Rosmarin) mit einzigartigen entzündungshemmenden Wirkstoffen.

2. **Vermeiden Sie stark reaktive Lebensmittel, die Entzündungen verursachen.**

Nicht jeder Mensch hat die gleichen Nahrungsmittel, die ein Ungleichgewicht im Körper auslösen, aber einige wenige, die häufig vorkommen, entzünden sich bei jedem von uns in dem einen oder anderen Maße, darunter Weizengluten, verarbeitete Milchprodukte, raffinierter Zucker, Erdnüsse, verarbeiteter Mais, Soja, tierische Produkte aus der Massentierhaltung, Koffein und Alkohol. Manche Menschen reagieren auch empfindlich auf Zitrusfrüchte und Produkte aus der Familie der Nachtschattengewächse (wie Tomaten, Kartoffeln, Paprika und Auberginen), obwohl diese Lebensmittel ansonsten im Allgemeinen gesund sind.

3. **Fügen Sie Ergänzungsmittel und Gewürze hinzu, die Entzündungen bekämpfen.**

Entscheiden Sie sich beim Kauf von Nahrungsergänzungsmitteln für natürliche, auf Nahrungsmitteln basierende Präparate, die vom Körper leichter aufgenommen werden können. Fermentierter Lebertran ist die perfekte Ergänzung zur Bekämpfung von Entzündungen. Er ist eine der reichsten Quellen der Natur für Omega-3-Fettsäuren.

Entzündungshemmende Gewürze wie Ingwer, Knoblauch, Zimt und Kurkuma sind wunderbare Ergänzungen zu den Mahlzeiten, oder Sie können sie in Kapselform als Nahrungsergänzungsmittel kaufen. Jedes Gewürz enthält einzigartige und wirksame Verbindungen. So enthält Knoblauch beispielsweise einen hohen Anteil an Schwefel, der das Immunsystem bei der Krankheitsbekämpfung unterstützt.

4. **Konzentrieren Sie sich auf die Darmheilung.**

Nehmen Sie ein zusätzliches Probiotikum ein - eine Substanz, die die Gesundheit und das Wachstum der nützlichen Darmflora (gute Bakterien, die von Natur aus in Ihrem Darm vorhanden sind) fördert. Wählen Sie ein Präparat, das mehrere Bakterienstämme mit mehreren Milliarden KBE (koloniebildende Einheiten) enthält. Ein solches Präparat wird häufig benötigt, weil viele Dinge, die wir heute zu uns nehmen, diese guten Bakterien abtöten, darunter NSAIDs (nichtsteroidale Antirheumatika), Verhütungsmittel, Antibiotika und viele verarbeitete Lebensmittel.

Trinken Sie Knochenbrühe, die Aminosäuren enthält, die Ihre Darmschleimhaut beruhigen und heilen. Genießen Sie eine Reihe von fermentierten Lebensmitteln (z. B. Sauerkraut, Kimchi, traditionell fermentierte Essiggurken, Kulturjoghurt, Kombucha und Kefir), die gesunde Darmbakterien direkt in Ihren Verdauungstrakt bringen.

Zu Essende und Zu Meidende Lebensmittel

Zu verzehrende Lebensmittel

Eine entzündungshemmende Ernährung trägt dazu bei, die Immunreaktion unseres Körpers auf allergische Reaktionen zu beruhigen. Dadurch bekämpft sie die schädlichen Auswirkungen, die durch die Einwirkung von Giftstoffen, Allergenen, Bakterien, Viren und Pilzen ausgelöst werden. Im Folgenden finden Sie eine Liste der entzündungshemmenden Inhaltsstoffe.

- Omega-3-Fettsäuren (gesunde Fette). Sie sind in Eiern, wild gefangenem Fisch und Fleisch aus Gras- oder Weidehaltung enthalten.
- Nüsse und Samen, Sonnenblumenkerne, Kürbiskerne, Chiasamen, Mandeln, Walnüsse, Cashews, Pistazien.
- Zwiebeln, Ingwer, Knoblauch, Paprika, Kürbis und Lauch.
- Blattgemüse wie Spinat, Blumenkohl, Brokkoli, Grünkohl, Spargel, Bok Choy, usw.
- Kräuter wie Rosmarin, Basilikum, Oregano, Petersilie, usw.
- Alle Arten von Beeren, Ananas, Äpfeln, Orangen, roten Trauben usw.
- Vollkornprodukte wie brauner Reis, Hirse, Quinoa und Hafer.
- Gesunde Öle wie Kokosnussöl, natives Olivenöl extra, Avocadoöl und Sesamöl.
- Linsen, Rote Bete, Avocado, grüner Tee, Kokosnuss, Pilze, Zucchini und Bohnen.
- Gewürze wie Kurkuma, Zimt, schwarzer Pfeffer, Kreuzkümmel usw.
- Nicht-Milchprodukte wie Mandelmilch, Kokosnussmilch usw.
- Rotwein (in Maßen).
- Honig, Ahornsirup, dunkle Schokolade und Kakaopulver.

Zu vermeidende Lebensmittel

Dies sind die folgenden Lebensmittel, die Entzündungen auslösen. Streichen Sie sie aus Ihrer täglichen Ernährung und räumen Sie sie aus Ihren Vorratsregalen.

- Verarbeitete Fleischsorten: Sie sind reich an gesättigten Fetten (Wurst, Hot Dogs, Burger, Steaks usw.)
- Ungesunde Fette wie Schmalz, Margarine und Backfett.
- Produkte mit Zuckerzusatz (außer natürliche Früchte): Alle Dosenprodukte mit Zuckerzusatz wie Suppen, Obstkonserven, Joghurt, Riegel usw.

- Ungesüßte Obstkonserven, Tomaten usw. sollten in Maßen verzehrt werden.
- Kommerzielle Getränke auf Zuckerbasis, Getränke und Fruchtsäfte.
- Alle verarbeiteten und verpackten Lebensmittel: Sie sind reich an Zusatzstoffen, künstlichen Farbstoffen und Konservierungsmitteln.
- Raffinierte Kohlenhydrate, einschließlich Weißbrot, weiße Nudeln und Nudeln.
- Lebensmittel, die Transfette enthalten: Kommerziell verarbeitete Lebensmittel, frittierte Lebensmittel, Süßigkeiten, Speiseeis und Backwaren (Kekse, Cracker, Gebäck, Kuchen, Muffins usw.)
- Alkoholische Getränke.

Frühstücke

Fruchtiger Rucola-Grüntee-Smoothie

KOCHZEIT: 2-3 MIN. | ERGIBT: 1 PORTION

Zutaten:

1 grüner Teebeutel

1 Tasse Mandelmilch

3 Eiswürfel

1 Esslöffel Chiasamen

1 Tasse gefrorener Rucola

1\4 Tasse gefrorene Heidelbeeren

1\2 in Scheiben geschnittene Banane, gefroren

1\2 Teelöffel gemahlener Zimt

1\4 Teelöffel Muskatnuss

Wegbeschreibung:

1. Die Mandelmilch in einem großen Becher oder einer mikrowellengeeigneten Schüssel auf höchster Stufe in der Mikrowelle erhitzen und dabei regelmäßig umrühren, damit die Milch nicht überkocht. Wenn die Milch kochend heiß ist, den Teebeutel hinzufügen und bis zur gewünschten Stärke ziehen lassen.
2. Sobald der Tee teilweise abgekühlt ist, die Eiswürfel in den Tee geben.
3. In der Zwischenzeit die Chiasamen, den Rucola, die Blaubeeren, die Banane, den Zimt und die Muskatnuss in eine Küchenmaschine mit hoher Geschwindigkeit geben.
4. Den lauwarmen Tee über die Zutaten in der Küchenmaschine gießen und auf höchster Stufe 1 Minute lang verarbeiten, bis eine glatte Flüssigkeit entsteht.
5. Servieren und genießen.

Fruchtige Kokosnuss-Frühstücksquadrate

KOCHZEIT: 20 MIN. | ERGIBT: 12 PORTIONEN

Zutaten:

6 Esslöffel reines Kokosnussöl, geschmolzen

2 Esslöffel Kokosblütenzucker

1\4 Tasse roher Wildhonig

2 Teelöffel gemahlener Zimt

1\8 Teelöffel gemahlener Ingwer

1\8 Teelöffel gemahlene Muskatnuss

1\2 Teelöffel Backpulver

1\2 reife Banane, zerdrückt

2 Esslöffel Kollagenpeptidpulver

1\4 Tasse Maniokmehl

1 Tasse Erdmandelmehl

2 große Eier aus Freilandhaltung

1 Tasse frische Himbeeren

Wegbeschreibung:

1. Ein großes Backblech mit fettdichtem Papier auslegen und den Ofen auf 350°F vorheizen, wobei das Drahtgestell in der Mitte des Ofens stehen sollte.
2. Das geschmolzene Kokosnussöl, den Kokosnusszucker, den Honig, den Zimt, den Ingwer und die Muskatnuss in eine große Schüssel geben. Verquirlen, bis alle Zutaten gut miteinander verbunden sind. Backpulver, Banane, Kollagenpeptidpulver, Maniokmehl und Erdmandelmehl einrühren, bis alles gut vermischt ist.
3. Die Eier einschlagen. Die Himbeeren behutsam unter den Teig heben.
4. Den Teig mit einem Offsetspatel auf das vorbereitete Backblech schaben. Den Teig in einer gleichmäßigen Schicht ausstreichen.
5. Das Blech für 16-20 Minuten in den Ofen schieben, bis die Oberfläche goldbraun ist und der Teig durchgebacken ist.
6. Das Blech für 1-2 Stunden oder bis zum vollständigen Abkühlen auf die Theke stellen. In 12 Riegel schneiden, servieren und genießen!

Kurzer Tipp:

Die Riegel können bis zu drei Monate lang eingefroren oder in einem luftdichten Behälter im Schrank aufbewahrt werden, jedoch nicht länger als 5 Tage.

Koriander & Bohnen-Frühstücksschalen

KOCHZEIT: 15 MIN. | ERGIBT: 3 PORTIONEN

Zutaten:

1 Tasse Bohnenkraut-Quinoa

3 große Eier aus Freilandhaltung

1 Limette, entsaften

1\2 Teelöffel gemahlener Kreuzkümmel

15,5 oz. schwarze Schildkrötenbohnen in Dosen, abgetropft und gespült

1 1\2 Tassen frischer Rucola

Himalayasalz

Frisch gemahlener schwarzer Pfeffer

1\4 Tasse frische Korianderblätter, gehackt

1 kleine Avocado, in Scheiben geschnitten

Wegbeschreibung:

1. Die Quinoa nach Packungsanweisung kochen und beiseite stellen, während Sie den Rest des Gerichts zubereiten.
2. Die Eier in einen Kochtopf geben und mit Wasser bedecken. Das Wasser bei mittlerer bis hoher Hitze zum Kochen bringen. Sobald das Wasser kocht, den Topf auf ein Schneidebrett stellen und die Eier 11 Minuten lang im Wasser stehen lassen. Die Eier aus dem Wasser nehmen und zum Abkühlen beiseite stellen.
3. Das Wasser aus dem Topf abgießen und den Limettensaft, den Kreuzkümmel und die schwarzen Bohnen hinzufügen. Die Bohnen bei mittlerer Hitze 3-5 Minuten lang rühren, bis sie durcherhitzt sind. Den Topf zurück auf das Holzbrett stellen und abkühlen lassen.
4. Den frischen Rucola auf drei Schüsseln verteilen. Die gleiche Menge gekochte Quinoa darüber geben, gefolgt von den Bohnen. Die Eier schälen und in zwei Hälften schneiden. Jede Schale mit zwei Eierhälften belegen. Mit einer Prise Salz und Pfeffer abschmecken.
5. Die Schüsseln mit frischen Korianderblättern und Avocadoscheiben garnieren. Sofort servieren.

Kurzer Tipp:

Wenn Sie die Zutaten im Voraus zubereiten, bewahren Sie sie in separaten, luftdichten Behältern für maximal 5 Tage auf. Die Eier sollten ungeschält und gekühlt bleiben, bis Sie die Schalen zusammenstellen können.

Pikante Yamswaffeln zum Frühstück

KOCHZEIT: 10-15 MIN. | ERGIBT: 2 PORTIONEN

Zutaten:

Waffeln:

1\8 Teelöffel süßer geräucherter Paprika

1\4 Teelöffel Himalayasalz

1\2 Teelöffel Knoblauchpulver

1 große Süßkartoffel, geschrubbt und fein gerieben

2 große Eier aus Freilandhaltung

Füllung:

4 oz. nitratfreie, zuckerfreie Speckstreifen (4 Streifen)

3 Tassen frischer Spinat, entrappt und zerkleinert

1\4 Teelöffel Himalayasalz

1\8 Teelöffel weißer Pfeffer

2 große Eier aus Freilandhaltung

1\2 Avocado, geschält, entkernt, in Scheiben geschnitten

Sriracha-Aioli:

2 Teelöffel Sriracha

1\4 Tasse Paleo-Mayonnaise

Wegbeschreibung:

1. Heizen Sie ein Waffeleisen vor, während Sie den Teig anrühren. Wenn das Eisen heiß ist, die Oberfläche leicht mit Backspray bestreichen.
2. In einer großen Schüssel die süße geräucherte Paprika, das Salz, das Knoblauchpulver, die geriebene Süßkartoffel und die Eier miteinander verquirlen. Den Teig in das vorbereitete Waffeleisen schaufeln und mit einem Spachtel gleichmäßig verteilen. Das Waffeleisen schließen und die Waffeln 5-7 Minuten lang backen, bis sie goldbraun und durchgebacken sind.
3. In der Zwischenzeit eine große Pfanne mit Antihaftbeschichtung bei mittlerer bis hoher Hitze erhitzen, bevor die Speckstreifen hineingegeben werden. Den Speck 2-3 Minuten braten, bis die Ränder schön knusprig sind. Den gebratenen Speck auf einen mit Papiertüchern ausgelegten Teller geben.
4. Bis auf 3 Esslöffel das Speckfett aus der Pfanne wegwerfen. Den Spinat zusammen mit Salz und Pfeffer in die Pfanne geben. 2-3 Minuten schwenken, bis die Blätter welk werden. In der Mitte des Spinats eine Vertiefung machen und die Eier hineinschlagen, dabei darauf achten, dass das Eigelb nicht beschädigt

wird. Die Eier 2 Minuten lang braten, oder bis das Eiweiß nicht mehr flüssig ist. Die Eier vorsichtig umdrehen und 1 weitere Minute braten, bevor die Pfanne auf ein Schneidebrett gestellt wird.

5. In einer kleinen Glasschüssel Sriracha und Mayonnaise verquirlen.
6. Verteilen Sie die Waffeln auf zwei Teller. Auf jeden Teller eine Waffel mit zwei Streifen Speck, der Hälfte des gekochten Spinats und einem Spiegelei belegen. Mit der Hälfte der Avocado garnieren und mit Aioli beträufeln. Die Sandwiches mit den restlichen Waffeln verschließen. Heiß servieren.

Schnelle & Knusprige Erdbeer-Haferflocken

KOCHZEIT: 0 MIN. | ERGIBT: 2 PORTIONEN

Zutaten:

1\2 Tasse rohe altmodische Haferflocken

1 Tasse Mandelmilch

1\2 Teelöffel gemahlener Zimt

2 Teelöffel roher Wildhonig

1\4 Tasse gekauftes knuspriges Müsli

1 Tasse frische Erdbeeren, in Scheiben geschnitten

Wegbeschreibung:

1. In einem luftdichten Behälter mit passendem Deckel die Haferflocken und die Mandelmilch verquirlen. Den Behälter verschließen und über Nacht oder mindestens 8 Stunden lang kühl stellen.
2. Vor dem Servieren Zimt und Honig unter die gekühlten Haferflocken rühren. Die Haferflocken in zwei separate Schüsseln geben und mit Granola und Erdbeeren belegen.
3. Sofort servieren und genießen!

Blaubeergewürztes Granola

KOCHZEIT: 20-40 MIN. | ERGIBT: 6 PORTIONEN

Zutaten:

1 Zentimeter frischer Ingwer, fein gerieben
1\3 Teelöffel gemahlener Zimt
1\3 Teelöffel gemahlene Muskatnuss
1\4 Teelöffel koscheres Salz
2 Esslöffel Chiasamen
1 Tasse leicht geröstete Mandelsplitter
3 Tassen altmodische Haferflocken
1 Teelöffel reine Vanille-Essenz
1\3 Tasse Sonnenblumenöl
1\2 Tasse reiner Ahornsirup
2 Tassen frische Heidelbeeren
Griechischer Naturjoghurt oder Sojamilch zum Servieren (optional)

Wegbeschreibung:

1. Ein großes Backblech mit fettdichtem Papier auslegen und den Ofen auf 325°F vorheizen, wobei das Drahtgestell in der Mitte des Ofens stehen sollte.
2. Ingwer, Zimt, Muskatnuss, Salz, Chiasamen, Mandelsplitter und Haferflocken in eine große Rührschüssel geben. Mit einem Holzlöffel umrühren, um sie zu kombinieren.
3. In einer anderen mittelgroßen Schüssel Vanille, Sonnenblumenöl und Sirup verquirlen.
4. Die Sirupmischung in die Schüssel mit den Haferflocken und den Gewürzen kratzen und umrühren.
5. Die frischen Heidelbeeren vorsichtig unterheben, bis sie gleichmäßig verteilt sind.
6. Kratzen Sie die Mischung auf das vorbereitete Backblech und verteilen Sie sie mit dem Holzlöffel so gleichmäßig wie möglich.
7. Das Blech für 20 Minuten in den Ofen schieben, dann das Müsli umrühren und umdrehen. Das Blech für weitere 20 Minuten in den Ofen schieben. Die Ränder des Müslis sollten leicht gebräunt sein. Behalten Sie das Müsli im Auge, da es schnell anbrennt.
8. Vor dem Servieren oder Aufbewahren vollständig abkühlen lassen.
9. Servieren Sie das Granola wahlweise mit Joghurt oder Sojamilch.

Kurzer Tipp:

Das Müsli kann in einem luftdichten Behälter bis zu 5 Tage im Kühlschrank aufbewahrt oder bis zu 2 Monate eingefroren werden. Frieren Sie das Müsli in separaten Portionen ein, um das Auftauen für den einmaligen Gebrauch zu erleichtern.

Eier-Gemüse-Frühstücksmuffins

KOCHZEIT: 20 MIN. | ERGIBT: 6 PORTIONEN

Zutaten:

10 große Eier aus Freilandhaltung

3\4 Teelöffel Himalayasalz

3\4 Teelöffel weißer Pfeffer

2 Esslöffel frischer Schnittlauch, gehackt

2 Esslöffel frische Blattpetersilie, gehackt

2 Esslöffel frische Basilikumblätter, fein gehackt

1 Tasse Brokkoliröschen, in mundgerechte Stücke gehackt

Wegbeschreibung:

1. Fetten Sie ein Muffinblech mit 12 Förmchen gründlich mit Öl ein oder setzen Sie 12 Silikonbackförmchen in die Förmchen. Das ist wichtig, da die Eier beim Backen gerne kleben bleiben. Verwenden Sie daher unbedingt die Förmchen oder fetten Sie die Form gründlich ein. Normales Backspray verhindert möglicherweise nicht, dass die Muffins kleben bleiben. Den Backofen auf 350°F vorheizen und das Drahtgitter in die Mitte des Ofens stellen.
2. Die Eier in eine große Schüssel aufschlagen und zusammen mit Salz und Pfeffer schaumig schlagen. Den Schnittlauch, die Petersilie und die gehackten Basilikumblätter unterrühren.
3. Den gehackten Brokkoli auf die vorbereiteten Muffinformen verteilen, etwa 1 Esslöffel Brokkoli pro Form.
4. Löffeln Sie die Eimischung vorsichtig über den Brokkoli in der Pfanne, so dass etwa ein halber Zentimeter an der Oberseite übrig bleibt.
5. Die Pfanne für etwa 20 Minuten in den Ofen schieben, bis das Ei vollständig abgebunden ist und die Oberseite leicht gebräunt ist.
6. Stellen Sie die Form zum Abkühlen auf den Tresen, bevor Sie die Muffins auf eine Servierplatte stürzen. Möglicherweise müssen Sie einen Gummispatel verwenden, um die Muffins aus der Form zu lösen. Sofort servieren.

Kleiner Tipp:

Die Muffins können in einem luftdichten Behälter im Kühlschrank höchstens 5 Tage aufbewahrt oder für höchstens 2 Monate eingefroren werden. Wenn Sie die Muffins einfrieren, frieren Sie sie separat auf einem Backblech ein, bevor Sie sie zusammen in einem luftdichten Behälter einfrieren. Dieser Schritt verhindert, dass die Muffins beim Einfrieren zusammenkleben.

Sehr-Beeren-Bananen-Pfannkuchen

KOCHZEIT: 5-10 MIN. | ERGIBT: 2 PORTIONEN

Zutaten:

1 mittelgroße Orange, entsaften
1 Tasse Kirschen, entsteint
1 Tasse Erdbeeren, geschält und in Scheiben geschnitten
1 Tasse Heidelbeeren
1\4 Teelöffel Backpulver
2 große Eier aus Freilandhaltung, verquirlt
2 reife Bananen, püriert
1 Esslöffel Kokosnussöl

Wegbeschreibung:

1. In einem kleinen Topf bei mittlerer Hitze den Orangensaft und alle drei Tassen Beeren verquirlen. Wenn der Saft zu kochen beginnt, die Hitze auf mittlere bis niedrige Stufe reduzieren und die Früchte 10-12 Minuten lang köcheln lassen. Dabei regelmäßig umrühren und die Früchte teilweise zerkleinern. Wenn der Saft einzudicken beginnt, den Topf auf ein Holzbrett stellen und abkühlen lassen. Die Soße wird beim Abkühlen noch dicker.
2. In der Zwischenzeit das Backpulver, die Eier und die zerdrückten Bananen in einer mittelgroßen Schüssel verquirlen.
3. Erhitzen Sie das Kokosöl in einer großen Pfanne bei mittlerer bis hoher Hitze. Wenn das Öl schön heiß ist, 1\4 Tasse des Teigs in die Pfanne geben. Den Pfannkuchen 4-5 Minuten braten, oder bis die Mitte fest ist und die Ränder gebräunt sind. Den Pfannkuchen wenden und weitere 1-2 Minuten braten. Nehmen Sie den Pfannkuchen auf einen Teller und halten Sie ihn warm, während Sie den Vorgang mit dem restlichen Teig wiederholen.
4. Die Pfannkuchen auf zwei Teller verteilen und vor dem Servieren mit der abgekühlten Beerensauce bestreichen.

Kurzer Tipp:

Die Pfannkuchen können in einem luftdicht verschlossenen Behälter bis zu 2 Tage im Kühlschrank aufbewahrt werden. Die Beerensoße ist in einem verschlossenen Glasgefäß im Kühlschrank höchstens 5 Tage haltbar. Pfannkuchen und Soße vor dem Servieren 2-3 Minuten in der Mikrowelle aufwärmen.

Gefrorener Joghurt Frühstücks-Granola

KOCHZEIT: 0 MIN. | ERGIBT: 4 PORTIONEN

Zutaten:

1\2 Tasse frische Heidelbeeren

1 Esslöffel frischer Zitronensaft

2 Esslöffel roher Wildhonig

7 oz. fettarmer griechischer Joghurt

1\3 Tasse geschredderte Kokosnuss

1 Teelöffel reiner Vanilleextrakt

2\3 Tasse glutenfreies Vollkorn-Granola aus dem Laden

Wegbeschreibung:

1. In einer großen Rührschüssel die Blaubeeren, den Zitronensaft, den Honig, den Joghurt, die Kokosnuss und den Vanilleextrakt miteinander verrühren. Mit dem Löffel die Blaubeeren am Rand der Schüssel zerdrücken, sodass etwa die Hälfte intakt bleibt.
2. Kratzen Sie die Joghurtmischung auf eine große, mit Alufolie oder fettdichtem Papier ausgelegte Backform mit Rand. Die Mischung in einer gleichmäßigen Schicht von etwa 1,5 cm Dicke ausbreiten.
3. Das Müsli über die Joghurtmischung träufeln und dabei alle größeren Klumpen auflockern. Mit sauberen Händen das Müsli vorsichtig in den Joghurt drücken.
4. Stellen Sie die Schale für mindestens eine Stunde in den Gefrierschrank. Wenn der Joghurt richtig gefroren ist, den Inhalt der Schale in mundgerechte Portionen teilen und sofort servieren.

Kurzer Tipp:

Reste von Granola sollten sofort wieder in den Gefrierschrank gelegt werden. Dieses Rezept sollte nach dem Servieren schnell verzehrt werden, damit es nicht schmilzt.

Curry-Tofu & Gemüse-Rührei

KOCHZEIT: 10 MIN. | ERGIBT: 2 PORTIONEN

Zutaten:

1 Esslöffel natives Olivenöl extra

1 Tasse Spargel, kleingeschnitten

1 Knoblauchzehe, gehackt

1\2 kleine Schalotte, gewürfelt

1 Tasse Mangold, kleingeschnitten

8 oz. fester Tofu, mit Papiertüchern gepresst und zerkrümelt

1\2 Teelöffel Himalayasalz

1\2 Teelöffel gemahlenes Kurkumapulver

1\2 Teelöffel frisch gemahlener schwarzer Pfeffer

Wegbeschreibung:

1. Das Öl in einer großen Pfanne auf mittlerer Stufe erhitzen. Wenn das Öl schön heiß ist, den Spargel, den Knoblauch und die Schalotten 3 bis 5 Minuten braten, bis der Spargel gabelzart ist und die Zwiebeln nicht mehr undurchsichtig sind. Den Mangold dazugeben und einige Minuten unter Rühren weitergaren, bis die Blätter verwelkt sind.
2. Den Tofu in die Pfanne bröseln und 4-5 Minuten weiterbraten, bis die Ränder goldbraun sind. Wenn der Tofu an der Pfanne kleben bleibt, ein paar Spritzer Wasser hinzufügen und den Boden der Pfanne abkratzen, damit er nicht anbrennt. Salz, Kurkuma und schwarzen Pfeffer einrühren, bis alles gut vermischt ist. Die Pfanne vom Herd nehmen und etwas abkühlen lassen.
3. Das Rührei auf zwei Teller verteilen und warm servieren.

Kurzer Tipp:

Das Rührei kann in einem luftdichten Behälter bis zu 5 Tage im Kühlschrank aufbewahrt werden. Zum Aufwärmen 1-2 Minuten auf höchster Stufe in der Mikrowelle erwärmen.

Gebackene Mini-Gemüse-Omeletts

KOCHZEIT: 10 MIN. | ERGIBT: 6 PORTIONEN

Zutaten:

1 Tasse Brokkoliröschen, fein gehackt

2 Esslöffel Wasser

1\2 Teelöffel Himalayasalz

1\2 Teelöffel weißer Pfeffer

1\4 Tasse frische Blattpetersilie, gehackt

1\4 Tasse Frühlingszwiebeln, gehackt

1\2 Tasse gefrorener Mangold, aufgetaut und trockengedrückt

8 große Eier aus Freilandhaltung, Eigelb und Eiweiß getrennt

Wegbeschreibung:

1. Ein Muffinblech mit 24 Mulden leicht mit Backspray einsprühen und den Ofen auf 350°F vorheizen, wobei das Drahtgestell in der Mitte des Ofens stehen sollte.
2. Die Brokkoliröschen in eine große Glasschüssel geben und mit 2 Esslöffeln Wasser übergießen. Die Schüssel mit Frischhaltefolie verschließen und in der Mikrowelle auf höchster Stufe etwa 2 Minuten weich kochen. Die Frischhaltefolie entfernen und auf der Arbeitsfläche abkühlen lassen.
3. Wenn der Brokkoli gut abgekühlt ist, Salz, Pfeffer, Petersilie, Frühlingszwiebeln, Mangold und Eigelb hinzufügen und mit einem Holzlöffel verrühren.
4. Das Eiweiß in eine große Rührschüssel geben und mit einem elektrischen Handrührgerät auf höchster Stufe 2 Minuten lang schlagen, bis das Eiweiß steife Spitzen bildet. 1\3 des Eischnees vorsichtig unter die Brokkolischale heben. Den Vorgang wiederholen, bis der gesamte Eischnee gut untergehoben ist.
5. Die Mischung auf die 24 Förmchen in der Muffinform verteilen und im Ofen 8 Minuten backen, bis die Eier fest und die Ränder goldbraun sind.
6. Die Pfanne aus dem Ofen nehmen und die Mini-Omeletts 2 Minuten lang in der Pfanne abkühlen lassen, bevor sie vorsichtig auf ein Abkühlgitter gelegt werden. Leicht abgekühlt oder kalt servieren.

Kurzer Tipp:

Die Mini-Omeletts können in einem luftdichten Behälter bis zu 5 Tage im Kühlschrank aufbewahrt werden.

Gebratene Süßkartoffeln & Putenfleischpasteten

KOCHZEIT: 25-30 MIN. | ERGIBT: 4 PORTIONEN

Zutaten:

2 große Süßkartoffeln, geschrubbt und gewürfelt (1,5 cm große Würfel)

2 Esslöffel kaltgepresstes Avocadoöl

1\2 Teelöffel frisch gemahlener schwarzer Pfeffer (geteilt)

1 Teelöffel Himalayasalz (geteilt)

1\2 Teelöffel Zwiebelpulver

1 Teelöffel Paprika

1 1\2 Teelöffel Knoblauchpulver

Eine Prise gemahlene Muskatnuss (optional)

1\2 Teelöffel zerstoßene Fenchelsamen

1 1\2 Teelöffel frischer Rosmarin, gehackt

1 Esslöffel frischer Salbei, gehackt

2 Esslöffel reiner Ahornsirup

1 Pfund Putenhackfleisch

Wegbeschreibung:

1. Ein großes, umrandetes Backblech mit Alufolie auslegen und den Ofen auf 400°F vorheizen, wobei das Drahtgestell in der Mitte des Ofens stehen sollte.
2. In einer großen Schüssel die Süßkartoffelwürfel, das Avocadoöl, die Hälfte des schwarzen Pfeffers, die Hälfte des Salzes, das Zwiebelpulver, das Paprikapulver und das Knoblauchpulver vermischen, bis die Süßkartoffelwürfel gleichmäßig mit den Gewürzen und dem Öl bedeckt sind. Die beschichteten Würfel in einer gleichmäßigen Schicht auf dem vorbereiteten Backblech verteilen. Die Würfel 15 Minuten lang im Ofen rösten.
3. In der Zwischenzeit in derselben Schüssel, in der Sie die Süßkartoffeln gewälzt haben, das restliche Salz und den Pfeffer zusammen mit Muskatnuss, Fenchelsamen, Rosmarin, Salbei, Ahornsirup und Truthahn hinzufügen. Rühren Sie die Zutaten mit einem Holzlöffel um, bis sie sich gut vermischt haben.
4. Wenn die Süßkartoffeln 15 Minuten im Ofen waren, die Pfanne auf ein Schneidebrett stellen. Die Süßkartoffeln mit einem Spatel umdrehen und auf eine Seite der Pfanne schieben, um Platz für die Pastetchen zu schaffen.
5. Die Putenmasse mit den Händen zu 12 etwa gleich großen Patties formen. Die Patties mit einem Abstand von etwa einem Zentimeter neben den gerösteten Süßkartoffeln auf die Pfanne legen.
6. Die Pfanne wieder für 1o Minuten in den Ofen stellen. Nach 10 Minuten die Patties und Süßkartoffeln noch einmal wenden, bevor der Ofen auf Grillen

umgestellt wird. 2 bis 3 Minuten grillen, bis die Patties durchgebraten sind und die Süßkartoffeln an den Rändern knusprig sind.

7. Die Pfanne aus dem Ofen nehmen und sofort servieren.

Ahornsirup-Kaffeekrapfen

KOCHZEIT: 22-25 MIN. | ERGIBT: 9 PORTIONEN

Zutaten:

Zerbröseln:

1\4 Teelöffel koscheres Salz

1\2 Teelöffel gemahlener Zimt

1\3 Teelöffel gemahlene Muskatnuss

1\3 Tasse Kokosnusszucker

3 Esslöffel Tapiokamehl

3\4 Tasse Mandelmehl

1\3 Tasse Kokosnussöl bei Raumtemperatur

Doughnuts:

1\4 Teelöffel koscheres Salz

1\2 Teelöffel Backpulver

2 Teelöffel gemahlener Zimt

1\4 Tasse Tapiokamehl

2\3 Tasse Kokosnussmehl

1 Teelöffel reine Vanille-Essenz

2 Esslöffel Kokosnussöl, geschmolzen und leicht abgekühlt

1\3 Tasse gut geschüttelte Vollfett-Kokosnussmilch

1\2 Tasse reiner Ahornsirup

4 große Eier aus Freilandhaltung, Raumtemperatur

Zuckerguss:

3 Esslöffel reiner Ahornsirup

2 Esslöffel Tapiokamehl

1\4 Tasse Mandelbutter, geschmolzen

2-3 Esslöffel Wasser

Wegbeschreibung:

1. 9 Löcher einer 12-Loch-Doughnut-Form leicht mit Backspray bestreichen und den Ofen auf 350°F vorheizen, wobei das Drahtgestell in der Mitte des Ofens stehen sollte.

2. In einer großen Schüssel Salz, Zimt, Muskatnuss, Zucker, Tapiokamehl und Mandelmehl verquirlen. Das zimmerwarme Kokosnussöl hinzufügen und die Mischung mit einem scharfen Messer zu Streuseln verarbeiten. Beiseite stellen.
3. Für die Doughnuts Salz, Backpulver, Zimt, Tapiokamehl und Kokosmehl in eine mittelgroße Schüssel geben und mit einem Schneebesen verrühren, bis alle Zutaten gut miteinander verbunden sind.
4. Vanille, Kokosnussöl, Kokosnussmilch, Ahornsirup und Eier in die große Schüssel eines Standmixers geben. Die Mischung ein paar Minuten lang schlagen, bis sie leicht und schaumig ist. Geben Sie bei laufendem Mixer nach und nach die Mehlmischung hinzu, bis alles gut vermischt ist. Mischen Sie den Teig nicht zu sehr.
5. Die Mischung auf die neun eingefetteten Krapfenlöcher verteilen. Die beiseite gestellten Streusel über die Oberseite jedes Krapfen streuen. Die Form für 22-25 Minuten in den Ofen schieben, oder bis ein Spieß sauber herauskommt und die Oberseite leicht geröstet ist. Die Form aus dem Ofen nehmen und die Krapfen 15 Minuten lang in der Form abkühlen lassen, bevor sie auf ein Kuchengitter gestellt werden und vollständig abkühlen.
6. Während die Krapfen abkühlen, in einer kleinen Glasschüssel Ahornsirup, Tapiokamehl und Mandelbutter verquirlen. Jeweils 1 Esslöffel Wasser hinzufügen, bis die Glasur die Konsistenz von Nieselregen hat.
7. Die abgekühlten Krapfen vor dem Servieren mit der Glasur beträufeln.

Frühstücksauflauf mit Pastinaken und Wurst

KOCHZEIT: 30 MIN. | ERGIBT: 4 PORTIONEN

Zutaten:

6 Pastinaken, geschält und grob gewürfelt

2 Esslöffel natives Olivenöl extra

2 Knoblauchzehen, gehackt

1 kleine Schalotte, gewürfelt

1 Pfund Schweinswürstchen, in Stücke geschnitten

1\2 Teelöffel zerstoßener Thymian (geteilt)

1 Teelöffel koscheres Salz (geteilt)

¼ Tasse fettfreie, ungesüßte Kokosnussmilch

6 Scheiben Speck, gekocht und gewürfelt

Wegbeschreibung:

1. Den Ofen auf 350°F vorheizen und das Drahtgitter in die Mitte des Ofens stellen.
2. Die Pastinaken in einen großen Topf geben und mit Wasser bedecken. Bringen Sie das Wasser bei mittlerer Hitze zum Kochen. Sobald das Wasser zu kochen beginnt, die Pastinaken kochen, bis sie weich sind, etwa 15 Minuten.
3. In der Zwischenzeit in einer großen, ofenfesten Pfanne das Olivenöl erhitzen. Wenn das Öl schön heiß ist, den Knoblauch und die Schalotten 5 Minuten lang anbraten, oder bis die Schalotten glasig werden. Die Wurst, die Hälfte des Thymians und die Hälfte des Salzes hinzugeben. Die Wurst 5-8 Minuten lang unter ständigem Rühren braten, bis sie goldbraun ist.
4. Die eingeweichten Pastinaken durch ein Sieb gießen und gut abtropfen lassen, bevor sie in eine Küchenmaschine mit hoher Leistung gegeben werden. Das restliche Salz und den Thymian zusammen mit der Kokosmilch hinzufügen. Auf höchster Stufe pürieren, bis eine glatte Paste entsteht. Die Pastinakenpaste in die Pfanne mit den Würstchen schaben, umrühren und die Oberfläche mit einem Spatel glätten.
5. Den Speck darüber streuen. Die Pfanne für 15 Minuten in den Ofen schieben oder bis die Oberfläche goldbraun ist. Sofort servieren.

Kurzer Tipp:

Reste können in einem luftdicht verschlossenen Behälter 3-4 Tage im Kühlschrank aufbewahrt werden.

Frühstückswaffeln mit Kürbisgewürz

KOCHZEIT: 10 MIN. | ERGIBT: 4 PORTIONEN

Zutaten:

1\2 Teelöffel gemahlener Zimt
1\8 Teelöffel gemahlener Ingwer
1\8 Teelöffel gemahlene Muskatnuss
1 1\2 Tassen Maniokmehl
1\2 Tasse Erdmandelmehl
1\2 Teelöffel flockiges Meersalz
1 Teelöffel Backpulver
1\2 Teelöffel Backpulver
1\4 Tasse Kokosnusszucker
2 Esslöffel Rindergelatinepulver
½ Tasse Kürbispüree
½ Tasse Kokosnussöl, geschmolzen
1 Teelöffel reine Vanille-Essenz
gefiltertes Wasser, je nach Bedarf

Wegbeschreibung:

1. Ein mit Backspray beschichtetes Waffeleisen vorheizen.
2. Zimt, Ingwer, Muskatnuss, Maniokmehl, Erdmandelmehl, Meersalz, Backpulver, Natron, Kokosnusszucker, Rindergelatinepulver, Kürbispüree, Kokosnussöl und Vanille in einer Küchenmaschine vermengen. Ein bis zwei Minuten auf höchster Stufe verarbeiten, bis ein klumpenfreier Teig entsteht. Wenn der Teig nicht gießfähig ist, fügen Sie jeweils 1 Esslöffel gefiltertes Wasser hinzu und verarbeiten Sie den Teig, bis er die gewünschte Konsistenz erreicht.
3. Wenn Sie ein Waffeleisen haben, das vier Waffeln auf einmal backen kann, verteilen Sie den Teig auf die vier Formen, glätten Sie die Oberseite und schließen Sie das Waffeleisen. Backen Sie die Waffeln gemäß den Anweisungen des Waffeleisens. Die Waffeln sollten ganz durchgebacken und goldbraun sein. Wenn Sie kein Waffeleisen haben, das vier Waffeln auf einmal backen kann, müssen Sie den Teig aufteilen und die Waffeln nacheinander backen.
4. Servieren Sie die Waffeln heiß mit einem Belag Ihrer Wahl.

Kurzer Tipp:

Die Waffeln können bis zu fünf Tage in einem luftdichten Behälter im Kühlschrank aufbewahrt oder bis zu drei Monate eingefroren werden.

Einfacher Räucherlachs und Avocado

KOCHZEIT: 0 MIN. | ERGIBT: 2 PORTIONEN

Zutaten:

8 oz. geräucherter Wildlachs

1 Hass-Avocado, entkernt, geschält und in Scheiben geschnitten

2 Esslöffel Mayonnaise

1 Esslöffel Kapern

1 Esslöffel frischer Dill, gehackt

Frisch gemahlener schwarzer Pfeffer

Himalayasalz

Wegbeschreibung:

1. Den Lachs auf zwei Teller verteilen und mit den Avocadoscheiben belegen. Einen Klecks Mayonnaise darauf geben und mit den Kapern und dem Dill garnieren. Mit Salz und Pfeffer abschmecken.
2. Sofort servieren und genießen.

Kurzer Tipp:

Der Lachs kann leicht durch Thunfisch oder gekochte Garnelen ersetzt werden.

Blumenkohl-Quiche mit Hash Brown Kruste

KOCHZEIT: 60 MIN. | ERGIBT: 8 PORTIONEN

Zutaten:

Blumenkohl:

3 Tassen kleine Blumenkohlröschen
2 Esslöffel kaltgepresstes Avocadoöl
1\2 Teelöffel koscheres Salz
1\8 Teelöffel weißer Pfeffer
1 Teelöffel Knoblauchpulver

Hash Brown Kruste:

2 Pfund. Yukon-Gold-Kartoffeln, geschält und gerieben
1 Teelöffel koscheres Salz
1\4 Teelöffel frisch gemahlener schwarzer Pfeffer
3 Esslöffel kaltgepresstes Avocadoöl

Quiche:

2 Esslöffel frische Blattpetersilie, gehackt
2 Esslöffel frische Basilikumblätter, gehackt
1\4 Tasse frischer Estragon, gehackt
1 Tasse ungesüßte Mandelmilch
8 große Eier aus Freilandhaltung
1 Teelöffel koscheres Salz
1\4 Teelöffel weißer Pfeffer
Frischer Rucola zum Garnieren

Wegbeschreibung:

1. Legen Sie ein großes, umrandetes Backblech mit Backpapier aus und heizen Sie den Ofen auf 350°F vor, wobei das Drahtgestell in der Mitte des Ofens stehen sollte.
2. In einer großen Schüssel den Blumenkohl mit dem Avocadoöl, Salz, Pfeffer und Knoblauchpulver schwenken, bis die Röschen gleichmäßig bedeckt sind. Die gewürzten Röschen in einer gleichmäßigen Schicht auf dem vorbereiteten Backblech ausbreiten. 20 Minuten im Ofen backen, dabei nach der Hälfte der Garzeit umrühren. Der Blumenkohl sollte an den Rändern schön gebräunt sein. Zum Abkühlen beiseite stellen.
3. Die geriebenen Kartoffeln in die Mitte eines sauberen Küchentuchs legen, bündeln und so viel Wasser wie möglich aus dem Bündel herausdrücken. Die Kartoffeln in eine große Rührschüssel geben und Salz und Pfeffer unterrühren.
4. In einer großen, ofenfesten Pfanne das Öl erhitzen und die Pfanne schwenken, um den Boden und die Seiten zu beschichten. Wenn das Öl schön heiß ist, die gewürzten Kartoffeln in die Pfanne schaben. Die Kartoffeln mit einem

Pfannenwender in eine Kruste drücken und formen. Die Kartoffeln auf dem Herd weiter zu einer Kruste formen und drücken, bis die Ränder knusprig werden (ca. 10-12 Minuten). Die Pfanne auf ein hölzernes Schneidebrett stellen.

5. In einer großen Rührschüssel Petersilie, Basilikum, Estragon, Mandelmilch, Eier, Salz und Pfeffer verquirlen.
6. Den Blumenkohl in einer gleichmäßigen Schicht in die Kartoffelkruste schaben. Die Eiermischung über den Blumenkohl gießen.
7. Die Pfanne für 45-50 Minuten in den Ofen schieben, bis die Eier nicht mehr flüssig sind und die Oberfläche schön gebräunt ist.
8. Die Quiche mit frischem Rucola garnieren, in Scheiben schneiden und heiß servieren.

Salate

Knuspriger Koriander-Mais-Salat

KOCHZEIT: 0 MIN. | ERGIBT: 2 PORTIONEN

Zutaten:

2 Esslöffel geröstete, ungesalzene Kürbiskerne
1\4 Tasse mexikanischer Frischkäse, zerkrümelt
2 Esslöffel frische Korianderblätter, gehackt
2\3 Tasse schwarze Schildkrötenbohnen in Dosen ohne Salzzusatz
1\2 Tasse frische Maiskörner
1\2 Tasse Kirschtomaten, halbiert
6 Tassen Römersalat, zerkleinert
1\4 Teelöffel gemahlener Kreuzkümmel
1\4 Teelöffel Himalayasalz
Frisch gemahlener schwarzer Pfeffer zum Abschmecken
1 Teelöffel roher Wildhonig
2 Esslöffel frischer Limettensaft
4 Teelöffel kaltgepresstes Olivenöl

Wegbeschreibung:

1. In einer großen Rührschüssel die Kürbiskerne, den mexikanischen Käse, die Korianderblätter, die schwarzen Schildkrötenbohnen, die Maiskörner, die Tomaten und den Salat vermischen.
2. Kreuzkümmel, Salz, Pfeffer, Honig, Limettensaft und Olivenöl in einer kleinen Glasschüssel verquirlen.
3. Das Dressing über den Salat träufeln und alles gut durchschwenken. Sofort servieren.

Schöner Salat mit Beeren und Speck

KOCHZEIT: 10 MIN. | ERGIBT: 1 PORTION

Zutaten:

3 Streifen dick geschnittener Speck

1\2 Hass Avocado, entkernt, geschält und gewürfelt

3 Tassen frischer Rucola, zerkleinert

1\2 Tasse Erdbeeren, geputzt und halbiert

1 Teelöffel zerdrückter Knoblauch

2 Esslöffel Balsamico-Essig

Himalayasalz

Frisch gemahlener schwarzer Pfeffer

Wegbeschreibung:

1. Den Speck etwa zehn Minuten lang in einer großen Pfanne bei mittlerer Hitze braten, bis die Ränder schön knusprig sind. Den Speck zum Abkühlen vorsichtig auf einen mit Papiertüchern ausgelegten Teller legen. Wenn der Speck so weit abgekühlt ist, dass er gehandhabt werden kann, schneiden Sie die Streifen grob in kleine Stücke. Die Stücke in eine Salatschüssel schaufeln.
2. Die Avocado, den Rucola, die Erdbeeren und den Knoblauch dazugeben und alles gut durchschwenken. Mit dem Balsamico-Essig beträufeln und mit Salz und Pfeffer abschmecken. Sofort servieren.

Herzhafter Griechischer Rindfleischsalat

KOCHZEIT: 20 MIN. | ERGIBT: 1 PORTION

Zutaten:

6 Unzen Skirt Steak

1\2 Teelöffel flockiges Meersalz

2 Esslöffel Sonnenblumenöl

1\2 Hass Avocado, entkernt, geschält und in Scheiben geschnitten

1\4 Tasse dünn geschnittene rote Zwiebel

1\4 Tasse englische Gurke, gewürfelt

2 Tassen gemischter Blattsalat

2 Teelöffel getrockneter Oregano

1\4 Tasse kaltgepresstes Olivenöl

1\2 Limette, entsaftet

Wegbeschreibung:

1. Das Steak auf ein hölzernes Schneidebrett legen und jede Seite mit Meersalz würzen. Das Öl in einer großen Pfanne bei starker Hitze erhitzen. Wenn das Öl schön heiß ist, das Steak 2 bis 3 Minuten pro Seite braten, wenn es blutig sein soll, 3 bis 4 Minuten, wenn es mittelbraun sein soll, oder 5 bis 7 Minuten, wenn es gut durchgebraten sein soll.
2. Das Steak wieder auf das Schneidebrett legen und 10 Minuten abkühlen lassen, bevor es in Streifen gegen die Faser geschnitten wird.
3. Avocado, Zwiebel, Gurke und Salatblätter zusammen mit den Steakstreifen in einer großen Schüssel mischen.
4. In einer kleinen Glasschüssel den Oregano, das Olivenöl und den Limettensaft verquirlen.
5. Das Dressing über den Salat träufeln und alles gut durchschwenken. Sofort servieren.

Französischer Lachssalat

KOCHZEIT: 10 MIN. | ERGIBT: 2 PORTIONEN

Zutaten:

2 Lachsfilets, trocken getupft

Koscheres Salz

1 Esslöffel Sonnenblumenöl

1 Teelöffel zerdrückter Knoblauch

2 Esslöffel Balsamico-Essig

1\4 Tasse kaltgepresstes Olivenöl

Frisch gemahlener schwarzer Pfeffer

4 Tassen gemischter Blattsalat

1\4 Tasse dünn geschnittener roter Rettich

1\4 Tasse entsteinte braune Oliven

1\4 Tasse dünn geschnittene rote Zwiebel

1\4 Tasse gewürfelte englische Gurke

Wegbeschreibung:

1. Die Lachsfilets auf beiden Seiten mit einer großzügigen Prise Salz würzen.
2. In einer großen Bratpfanne bei mittlerer Hitze das Sonnenblumenöl erhitzen. Wenn das Öl schön heiß ist, den Lachs 3-4 Minuten pro Seite braten.
3. In einer kleinen Glasschüssel den Knoblauch und den Essig verquirlen. Nach und nach das Olivenöl unter Rühren einträufeln. Das Dressing abschmecken und bei Bedarf eine Prise Salz und Pfeffer hinzufügen.
4. Den gemischten Blattsalat, die Radieschenscheiben, die Oliven, die in Scheiben geschnittene Zwiebel und die Gurke auf zwei Servierschüsseln verteilen. Jede Salatschüssel mit einem gebratenen Lachsfilet belegen.
5. Den Inhalt der Schalen mit dem Dressing abschmecken und servieren.

Würziger Steak-Salat mit Französischem Dressing

KOCHZEIT: 0 MIN. | ERGIBT: 2 PORTIONEN

Zutaten:

6 oz. gekochtes mageres Steak, abgekühlt und in Stücke geschnitten

1\3 Tasse dünn geschnittene rote Zwiebel

3 Tassen gemischter Blattsalat

1 große Orange

1\4 Teelöffel Himalayasalz

Eine Prise frisch gemahlener schwarzer Pfeffer nach Geschmack

1\2 Teelöffel französischer Senf

1 Esslöffel Balsamico-Essig

2 Esslöffel natives Olivenöl extra

1\2 reife Avocado, gewürfelt

Wegbeschreibung:

1. Das gehackte Steak, die roten Zwiebeln und das gemischte Salatgemüse auf 2 Servierschüsseln verteilen und durchmischen.
2. Die Orange schälen und über einer großen Rührschüssel in Scheiben schneiden. Die Scheiben dritteln und den Saft in der Schüssel auffangen. Die geschnittenen Orangenabschnitte großzügig über die Salatschüsseln streuen.
3. In der Schüssel mit dem Orangensaft Salz, Pfeffer, Senf, Balsamico-Essig und Olivenöl verquirlen. Die Essigmischung über die Salate träufeln und die in Scheiben geschnittene Avocado hinzufügen.
4. Die Salate leicht durchschwenken und servieren.

Köstlicher Thunfischsalat mit Ingwer

KOCHZEIT: 6 MIN. | ERGIBT: 1 PORTION

Zutaten:

2 Teelöffel frischer Ingwer, gerieben

2 Teelöffel zerdrückter Knoblauch

2 Teelöffel Zitronensaft

2 Esslöffel kaltgepresstes Olivenöl (geteilt)

1\4 Tasse Kokosnuss-Aminos

1 Thunfischsteak

1\2 Avocado, entkernt, geschält und gewürfelt

1\2 englische Gurke, gewürfelt

1 Tasse violetter Kohl, zerkleinert

Himalayasalz

Frisch gemahlener schwarzer Pfeffer

Wegbeschreibung:

1. In einer mittelgroßen Rührschüssel Ingwer, Knoblauch, Zitronensaft, 1 Esslöffel Olivenöl und Kokosnuss-Aminos verquirlen. Die Marinade auf 2 luftdichte Behälter aufteilen. Das Steak in eines der Gefäße legen. Beide Behälter verschließen und 10 Minuten lang kühl stellen.
2. Nach 10 Minuten den Behälter mit dem Thunfisch herausnehmen und die Marinade abgießen. Das Steak mit Papiertüchern trocken tupfen.
3. In einer großen Bratpfanne bei mittlerer Hitze das restliche Olivenöl erhitzen. Wenn das Öl schön heiß ist, das Steak 2-3 Minuten pro Seite anbraten. Sie können den Thunfisch noch ein paar Minuten länger braten, wenn Sie ihn lieber durchgebraten haben möchten.
4. In einer Salatschüssel die Avocado, die Gurke und den Kohl vermischen. Mit Salz und Pfeffer abschmecken und mit dem reservierten gekühlten Dressing beträufeln.
5. Den gebratenen Thunfisch auf dem Salat anrichten und servieren.

Koriander-Garnelen-Salat

KOCHZEIT: 5 MIN. | ERGIBT: 1 PORTION

Zutaten:

6 oz. Garnelen, geschält und entdarmt

2 Tassen gemischter Blattsalat

1 Frühlingszwiebel, fein gehackt

1 Avocado, entkernt, geschält und gewürfelt

1\4 Tasse gekaufte Limetten-Vinaigrette

1\2 Tasse gehackte Korianderblätter

Himalayasalz

Frisch gemahlener schwarzer Pfeffer

Wegbeschreibung:

1. Bringen Sie einen kleinen Topf mit Wasser bei starker Hitze zum Kochen. Sobald das Wasser kocht, die Garnelen hineingeben und 2-3 Minuten kochen, bis die Garnelen rot werden und sich die Schwänze zu einem C kräuseln. Die gekochten Garnelen sofort in eine Schüssel mit Eiswasser tauchen, um den Kochvorgang zu stoppen. Die abgekühlten Garnelen auf einen mit Papiertüchern ausgelegten Teller geben.
2. In einer großen Schüssel das gemischte Salatgemüse, die Frühlingszwiebeln, die Avocado und die getrockneten Garnelen vermischen.
3. In einer kleinen Glasschüssel die Limettenvinaigrette und die Korianderblätter verquirlen. Mit Salz und Pfeffer abschmecken.
4. Das Dressing über den Salat träufeln und alles gut durchschwenken. Sofort servieren und genießen.

Kurzer Tipp:

Gefrorene Garnelen sollten vor dem Kochen unter kaltem Wasser aufgetaut werden.

Linsensalat mit Rucola und Zitrusfrüchten

KOCHZEIT: 40 MIN. | ERGIBT: 5 PORTIONEN

Zutaten:

4 Tassen Gemüsebrühe

2 Tassen grüne Dhal-Linsen

Gekauftes Zitrus-Vinaigrette-Dressing

10 Tassen frischer Rucola

1\4 Tasse frischer Dill, gehackt

Wegbeschreibung:

1. Brühe und Linsen in einem großen Topf bei starker Hitze zusammenrühren. Wenn die Brühe zu kochen beginnt, die Hitze auf mittlere bis niedrige Stufe reduzieren. Die Linsen unter regelmäßigem Umrühren köcheln lassen, bis sie weich sind und der Großteil der Brühe eingekocht ist, etwa 25-30 Minuten.
2. Den Topf auf ein hölzernes Schneidebrett geben und das Zitrusdressing einrühren. Zum Marinieren beiseite stellen, während Sie den Rest des Gerichts zubereiten.
3. Den Rucola auf 5 Servierschalen verteilen und den mit Zitrusfrüchten bestrichenen Dhal darüber geben. Mit Dill garnieren und servieren.

Kurzer Tipp:

Dhal-Reste können in einem luftdichten Behälter bis zu 5 Tage im Kühlschrank aufbewahrt oder bis zu 3 Monate eingefroren werden. Zum Auftauen das Dhal über Nacht im Kühlschrank aufbewahren und vor dem Servieren mit frischem Salat 2-3 Minuten auf dem Herd erwärmen.

Schneller und Würziger Bagel-Salat

KOCHZEIT: 0 MIN. | ERGIBT: 6 PORTIONEN

Zutaten:

1 gekochtes Brathähnchen

1\2 Limette, entsaften

2 Teelöffel französischer Senf

1 Tasse Paleo-Mayonnaise

2 Esslöffel Everything Bagel Gewürz

1\4 Tasse rote Zwiebel, gewürfelt

1 Stangensellerie, fein gehackt

1 Tasse Weintrauben, in halbe Scheiben geschnitten

Frische Petersilie zum Garnieren

Wegbeschreibung:

1. In einer großen Schüssel das gesamte Hähnchen entbeinen und zerkleinern, dabei Haut und Knochen entfernen.
2. Limettensaft, Senf, Mayonnaise, Everything Bagel Seasoning, Zwiebel, Sellerie und Trauben unterrühren.
3. Den Salat anrichten und vor dem Servieren mit Petersilie garnieren. Genießen Sie den spritzigen Geschmack!

Herzhafter Bohnen- und Quinoa-Salat

KOCHZEIT: 20 MIN. | ERGIBT: 5 PORTIONEN

Zutaten:

2 Tassen Wasser

1 Tasse Quinoa, abgespült

1 Teelöffel Himalayasalz

1 Teelöffel weißer Pfeffer

2 Teelöffel gemahlener Kreuzkümmel

2 Zitronen, entsaftet

2 1\2 Esslöffel Olivenöl extra vergine

1\2 Tasse gewürfelte rote Zwiebel

15,5 oz. schwarze Schildkrötenbohnen in Dosen, abgetropft und gespült

1 1\2 Tassen frische Maiskörner

1 große Hass-Avocado, in dünne Scheiben geschnitten

1\2 Tasse frische Korianderblätter, gehackt

Wegbeschreibung:

1. Wasser und Quinoa in einem mittelgroßen Topf bei starker Hitze verquirlen. Wenn das Wasser zu kochen beginnt, 15 Minuten lang bei mittlerer bis niedriger Hitze köcheln lassen, dabei gelegentlich umrühren, um ein Anbrennen zu verhindern. Den Topf auf ein Holzbrett umfüllen, wenn das Wasser eingekocht und die Quinoa weich ist.
2. In einer großen Rührschüssel Salz, Pfeffer, Kreuzkümmel, Zitronensaft, Olivenöl und Zwiebel verquirlen. Schwarze Bohnen, Maiskörner und gekochte Quinoa hinzufügen und verrühren.
3. Die Mischung in 5 Servierschalen geben und mit der in Scheiben geschnittenen Avocado und den Korianderblättern garnieren. Sofort servieren.

Kurzer Tipp:

Die Salatreste können in einem luftdichten Behälter bis zu 5 Tage im Kühlschrank aufbewahrt werden.

Fisch und Meeresfrüchte

Frischer Wolfsbarsch & Blumenkohlreis

KOCHZEIT: 12 MIN. | ERGIBT: 2 PORTIONEN

Zutaten:

1 Teelöffel Fischsauce

2 Esslöffel Kokosnuss-Aminos

1 Teelöffel frischer Ingwer, gerieben

1 Teelöffel zerdrückter Knoblauch

2 Seebarschfilets

2 Teelöffel kaltgepresstes Olivenöl

1 Tasse frischer, im Laden gekaufter Blumenkohlreis

1 Frühlingszwiebel, dünn gehackt

Wegbeschreibung:

1. In einer großen Schüssel Fischsauce, Kokosnuss-Aminos, Ingwer und Knoblauch verrühren. Die Filets mit der Marinade bestreichen, abdecken und 2o Minuten kühl stellen.
2. Erhitzen Sie das Olivenöl in einer großen Pfanne bei mittlerer bis hoher Hitze. Wenn das Öl schön heiß ist, die marinierten Filets in die Pfanne geben und die Marinade für später aufbewahren. Die Filets 3 Minuten lang braten, dann den Fisch wenden und die reservierte Marinade in die Pfanne gießen. Braten Sie den Fisch weiter, bis er vollständig undurchsichtig ist, etwa 3 bis 4 weitere Minuten. Den gegarten Fisch auf einen Teller kratzen und beiseite stellen.
3. Die Pfanne wieder auf den Herd stellen und den Blumenkohlreis hinzufügen. 5 Minuten lang umrühren oder bis der Blumenkohl gerade gar ist.
4. Den gekochten Blumenkohlreis auf einen Teller schaben und mit den gekochten Seebarschfilets belegen. Mit Frühlingszwiebeln garnieren und heiß servieren.

Kurzer Tipp:

Reste können in einem luftdicht verschlossenen Behälter bis zu 4 Tage im Kühlschrank aufbewahrt werden.

Curry-Heilbutt mit Braunem Reis

KOCHZEIT: 10-15 MIN. | ERGIBT: 4 PORTIONEN

Zutaten:

1 Esslöffel kaltgepresstes Avocadoöl

3 Esslöffel grüne Currypaste

13,5 Unzen Kokosnussmilch in Dosen

1 Tasse natriumarme Hühnerbrühe

1\8 Teelöffel Himalayasalz

1 1\2 Pfund Heilbutt ohne Haut, entgrätet, in kleine Würfel geschnitten

1\3 Tasse frische Basilikumblätter, gehackt

1 Esslöffel frisch gepresster Zitronensaft

2 Tassen brauner Basmati-Reis, gekocht, zum Servieren

Wegbeschreibung:

1. In einer großen Pfanne bei mittlerer Hitze das Olivenöl erhitzen, dann die Currypaste hinzufügen und 30 Sekunden lang anbraten. Die Kokosmilch, die Hühnerbrühe und die Hälfte des Salzes einrühren. Wenn die Soße zu köcheln beginnt, die Hitze auf niedrig reduzieren und unter Rühren 3 Minuten köcheln lassen, bis die Soße einzudicken beginnt.
2. Den Heilbutt mit dem restlichen Salz würzen, bevor er in die köchelnde Sauce gegeben wird. Den Deckel auf den Topf setzen und 6-8 Minuten köcheln lassen, oder bis der Fisch ganz durchgegart ist. Die Basilikumblätter und den Zitronensaft hinzugeben und umrühren.
3. Den Heilbutt auf einem Bett aus gekochtem braunem Basmatireis servieren und die Currysauce über den Fisch geben.

Nudeln mit Hummer und Engelshaar

KOCHZEIT: 40 MIN. | ERGIBT: 2-3 PORTIONEN

Zutaten:

1 Esslöffel natives Olivenöl extra
1 ganzes Lorbeerblatt, zerrissen
2 Frühlingszwiebeln, gewürfelt
2 Teelöffel zerdrückter Knoblauch
1\4 Tasse Karotten, gehackt
1\4 Tasse Staudensellerie, gehackt
2 Teelöffel Balsamico-Essig
1 Tasse Kokosnusscreme
1 1\2 Tassen gekaufte Hühnerknochenbrühe
1 lb. gekochter Hummer
7 oz. gekochte Engelshaar-Nudeln

Wegbeschreibung:

1. In einem großen Topf bei mittlerer Hitze das Öl erhitzen. Wenn das Öl schön heiß ist, das Lorbeerblatt, die Frühlingszwiebeln, den Knoblauch, die Karotten und den Sellerie 5 Minuten lang anbraten. Wenn die Karotten gabelweich sind, den Essig hinzufügen und weitere 3 Minuten rühren.
2. Die Kokosnusscreme und die Hühnerknochenbrühe bei mittlerer bis hoher Hitze einrühren. Wenn die Brühe zu köcheln beginnt, die Hitze reduzieren und 20 Minuten lang sanft köcheln lassen, dabei gelegentlich umrühren, damit nichts anbrennt. In dieser Zeit sollte die Sauce eindicken.
3. Den Hummer und die gekochten Nudeln hinzugeben und umrühren, damit sie sich verbinden. Den Topf auf niedrigster Stufe weitere zehn Minuten köcheln lassen.
4. Die Nudeln auf Teller verteilen und sofort servieren.

Kurzer Tipp:

Reste können in einem luftdicht verschlossenen Behälter bis zu 4 Tage im Kühlschrank aufbewahrt werden.

Einfaches Pesto Heilbutt & Sprossen

KOCHZEIT: 20 MIN. | ERGIBT: 2 PORTIONEN

Zutaten:

2 Heilbuttfilets ohne Knochen, ohne Haut

Große Prise koscheres Salz

Kleine Prise weißer Pfeffer

2 Esslöffel kaltgepresstes Olivenöl (geteilt)

2 Esslöffel Basilikum-Oliven-Pesto (geteilt)

1\2 lb. geschredderter Rosenkohl

Wegbeschreibung:

1. Ein großes, umrandetes Backblech mit fettdichtem Papier auslegen und den Ofen auf 425°F vorheizen, wobei das Drahtgestell in der Mitte des Ofens stehen sollte.
2. Die Filets auf das vorbereitete Backblech legen und auf beiden Seiten mit Salz und Pfeffer würzen. Jedes Filet mit 1\2 Esslöffel Olivenöl beträufeln und dabei einmassieren. Die Hälfte des Pestos in einer gleichmäßigen Schicht auf jedem Filet verteilen.
3. Den geraspelten Rosenkohl auf der Hälfte des Backblechs neben den Filets verteilen und mit dem restlichen Olivenöl beträufeln. Mit Salz und Pfeffer würzen.
4. Das Blech für 10 Minuten in den Ofen schieben, oder bis die Ränder des Fisches undurchsichtig sind, aber die Mitte noch roh ist. Den Fisch mit einem Spatel auf eine Servierplatte heben. Die andere Seite der Filets mit dem restlichen Pesto bestreichen und zum Warmhalten abdecken. Der Fisch gart weiter, während Sie die Sprossen rösten.
5. Die Sprossen in einer gleichmäßigen Schicht auf dem Blech verteilen und weitere 5-10 Minuten backen, bis die Ränder der Sprossen knusprig sind.
6. Servieren Sie den gegarten Fisch auf einem Bett aus knusprigem Rosenkohl.

Kurzer Tipp:

Reste können in einem luftdicht verschlossenen Behälter bis zu 4 Tage im Kühlschrank aufbewahrt werden.

Ingwerlachs und Bok Choy

KOCHZEIT: 10 MIN. | ERGIBT: 2 PORTIONEN

Zutaten:

1 Wildlachsfilet auf der Haut, trocken getupft

1\4 Teelöffel flockiges Meersalz

2 Esslöffel Kokosnuss-Aminos (plus 2 Teelöffel)

2 Teelöffel frischer Ingwer, gerieben (geteilt)

3 Teelöffel kaltgepresstes Olivenöl (geteilt)

3 Teelöffel zerdrückter Knoblauch

1\2 lb. Baby-Bok Choy, der Länge nach halbiert

Wegbeschreibung:

1. Das Lachsfilet auf ein Schneidebrett legen und von beiden Seiten mit Salz würzen.
2. In einer mittelgroßen Schüssel die Kokosnuss-Aminos und 1 Teelöffel frischen Ingwer verquirlen. Den gewürzten Lachs mit der Mischung bestreichen und die Schüssel mit Frischhaltefolie abdecken. 20 Minuten lang kühl stellen.
3. Erhitzen Sie zwei Teelöffel Olivenöl in einer großen Pfanne bei mittlerer bis hoher Hitze. Wenn das Öl schön heiß ist, den restlichen Ingwer und den Knoblauch hinzufügen und 2 Minuten lang braten. Die restlichen Kokosnuss-Aminos und den Bok Choy einrühren. Den Bok Choy weitere 2 Minuten in der Pfanne schwenken, bis die Blätter anfangen, knusprig zu werden. Den Inhalt der Pfanne in eine große Schüssel kratzen und warm halten.
4. Die Pfanne wieder auf den Herd stellen und das restliche Olivenöl hinzugeben. Bei mittlerer Hitze den Lachs mit der Hautseite nach unten 6 Minuten braten. Die Marinade aufbewahren. Behalten Sie die Hitze im Auge, damit der Lachs nicht anbrennt.
5. Nach 6 Minuten den Fisch umdrehen und die Marinade in die Pfanne geben. Den Fisch weitere 2 Minuten köcheln lassen, oder bis er richtig gar und undurchsichtig ist.
6. Den gekochten Bok Choy auf zwei Servierschüsseln verteilen und den Lachs darauf geben. Den Saft aus der Pfanne über alles in den Schüsseln träufeln und servieren.

Kurzer Tipp:

Reste können in einem luftdicht verschlossenen Behälter bis zu 5 Tage im Kühlschrank aufbewahrt werden.

Makrele mit Mandelgewürz und Gemüse

KOCHZEIT: 30-35 MIN. | ERGIBT: 4 PORTIONEN

Zutaten:

1 mittelgroßer Butternusskürbis, geschält und in dünne Streifen geschnitten

3 1\2 Tassen gehackte Brokkoli-Röschen

2 große Möhren, geschält und in dünne Scheiben geschnitten

2 Esslöffel kaltgepresstes Avocadoöl

1 1\2 Teelöffel Himalayasalz (geteilt)

1\4 Teelöffel frisch gemahlener schwarzer Pfeffer

1 Teelöffel Knoblauchpulver

3\4 Tasse Mandelmehl

1\4 Tasse Tapiokamehl

1 Teelöffel getrockneter Dill

1\2 Teelöffel süßer geräucherter Paprika

1 Tasse rohe, ungesalzene Mandeln

2 große Eier

4 Makrelenfilets, trocken getupft

1 Zitrone, in 4 Spalten geschnitten

Wegbeschreibung:

1. Ein großes, umrandetes Backblech mit Alufolie auslegen und den Ofen auf 425°F vorheizen, wobei sich das Drahtgestell in der Mitte des Ofens befinden sollte.
2. In einer großen Schüssel den Kürbis, den Brokkoli und die Karotten mischen. Öl, 1 Teelöffel Salz, Pfeffer und Knoblauchpulver hinzufügen und so lange schwenken, bis das gesamte Gemüse gleichmäßig bedeckt ist. Das beschichtete Gemüse in einer einzigen Schicht auf dem vorbereiteten Backblech ausbreiten. Das Blech für 20 Minuten in den Ofen schieben.
3. In einer mittelgroßen Schüssel das Mandelmehl, das Tapiokamehl, den Dill, das Paprikapulver und den restlichen 1\2 Teelöffel Salz miteinander verquirlen. Die Mandeln in einen Hochgeschwindigkeitsmixer geben und 20-30 Sekunden auf höchster Stufe verarbeiten, bis die Mandeln wie grober Sand aussehen. Die Mandeln in eine zweite Schüssel kratzen. Die Eier in einer dritten Rührschüssel leicht aufschlagen.
4. Nach 20 Minuten das Blech aus dem Ofen nehmen. Das Gemüse schwenken und an den Rand der Pfanne schieben, um Platz für die Filets zu schaffen.
5. Die drei Schüsseln neben dem Backblech aufstellen, beginnend mit dem Mehl und endend mit den Mandeln. Zuerst 1 Makrelenfilet im Mehl, dann in den Eiern

und schließlich in den groben Mandeln wälzen. Legen Sie das Filet auf das Backblech und wiederholen Sie den Vorgang mit den anderen. Streuen Sie die restlichen Mandeln über die Filets und drücken Sie sie vorsichtig in den panierten Fisch.

6. Das Blech für 11-13 Minuten in den Ofen schieben, oder bis der Fisch beim Anstechen mit einer Gabel zerfällt und das Gemüse weich ist.
7. Sofort servieren und die Zitronenspalten dazu reichen.

Pikante Garnelen-Spießchen-Schalen

KOCHZEIT: 5 MIN. | ERGIBT: 2 PORTIONEN

Zutaten:

1\8 Teelöffel koscheres Salz

1 Teelöffel zerdrückter Knoblauch

1 Esslöffel Kokosnuss-Aminos

2 Esslöffel frisch gepresster Zitronensaft

1 Esslöffel natives Olivenöl extra

1\2 lb. Garnelen, geschält und entdarmt

3 Tassen gemischter Blattsalat

2 Esslöffel Koriander-Limetten-Vinaigrette

Wegbeschreibung:

1. In einer mittelgroßen Schüssel Salz, Knoblauch, Kokosnuss-Amino, Zitronensaft und Olivenöl verrühren. Die Garnelen in die Schüssel geben, durchschwenken und darauf achten, dass sie alle gleichmäßig bedeckt sind. Mit Frischhaltefolie abdecken und 25 Minuten lang kühl stellen. 6 Bambusspieße 10 Minuten lang in warmem Wasser einweichen.
2. Heizen Sie den Grill vor, wobei der Ofenrost 4 cm von der Oberseite entfernt sein sollte, und legen Sie ein Backblech mit Alufolie aus.
3. Die marinierten Garnelen teilen und auf die 6 eingeweichten Spieße stecken. Die restliche Marinade wegwerfen.
4. Die Spieße auf das vorbereitete Backblech legen und im Ofen 5-6 Minuten grillen.
5. Den gemischten Blattsalat auf zwei Schüsseln verteilen und mit der Koriandervinaigrette beträufeln. In jeder Schüssel drei Spieße anrichten und sofort servieren.

Kurzer Tipp:

Reste können in einem luftdicht verschlossenen Behälter bis zu 4 Tage im Kühlschrank aufbewahrt werden.

Mit Knoblauch Gebratene Jakobsmuscheln und Spinat

KOCHZEIT: 15-20 MIN. | ERGIBT: 4 PORTIONEN

Zutaten:

1\4 Tasse koscheres Salz (plus 1\2 Teelöffel)

7 Tassen lauwarmes Wasser

1 1\4 lbs. Jakobsmuscheln

3 Esslöffel Ghee (aufgeteilt)

1\2 Tasse Gemüsebrühe

1 Esslöffel Limettensaft

2 Tassen frischer Spinat, entrappt und zerkleinert

4 Teelöffel zerdrückter Knoblauch

Frische Petersilie, gehackt, zum Garnieren

Wegbeschreibung:

1. In einer großen Rührschüssel 1\4 Tasse Salz und 7 Tassen Wasser verquirlen, bis sich das gesamte Salzgranulat aufgelöst hat. Die Jakobsmuscheln in das Salzwasser eintauchen und 10 Minuten lang einweichen. Das Wasser aus den Jakobsmuscheln abgießen und jede einzelne mit Papiertüchern trocken tupfen.
2. In einer großen Bratpfanne bei starker Hitze 1 Esslöffel Ghee schmelzen. Wenn das Ghee schön heiß ist, die Jakobsmuscheln in die Pfanne geben und 2-2 1\2 Minuten braten, dabei die Jakobsmuscheln vorsichtig in den Boden der Pfanne drücken. Wenden Sie die Jakobsmuscheln vorsichtig. Die Unterseiten sollten schön geröstet sein und eine braune Kruste aufweisen. Einen weiteren Esslöffel Ghee in die Pfanne geben und die Jakobsmuscheln mit dem geschmolzenen Ghee übergießen, während sie weitere 1-2 Minuten braten. Die Jakobsmuscheln sind gar, wenn ein Fleischthermometer 145°F erreicht. Die gekochten Jakobsmuscheln auf einen mit Papiertüchern ausgelegten Teller legen.
3. Die Hitze auf niedrige Stufe reduzieren und die Gemüsebrühe in dieselbe Pfanne gießen, in der die Jakobsmuscheln gebraten wurden. Die Brühe während des Erhitzens umrühren und den Boden der Pfanne mit einem Holzlöffel abkratzen, um anhaftende Lebensmittel zu entfernen. Den letzten Esslöffel Ghee einrühren. Wenn das Ghee geschmolzen ist, den Limettensaft und den Spinat in die Pfanne geben. Den Spinat unter Rühren etwa 3-4 Minuten kochen lassen. Wenn der Spinat zu welken beginnt, den Knoblauch und das restliche Salz einrühren. Rühren Sie um und lassen Sie den Knoblauch 1 Minute lang den Spinat würzen.
4. Die gebratenen Jakobsmuscheln wieder in die Pfanne geben. Die Jakobsmuscheln ein paar Mal in der Soße wenden, bis sie alle gleichmäßig bedeckt sind.
5. Die Jakobsmuscheln auf einem Bett aus gekochtem Spinat anrichten und mit der Sauce übergießen. Mit Petersilie garnieren und servieren.

Sauerknoblauchmuscheln

KOCHZEIT: 35 MIN. | ERGIBT: 2 PORTIONEN

Zutaten:

2 Teelöffel Kokosnussöl

2 Teelöffel frischer Ingwer, gerieben

2 Teelöffel zerdrückter Knoblauch

1 Schalotte, in dünne Scheiben geschnitten

2 Teelöffel Weißweinessig

Eine Prise koscheres Salz

1 Esslöffel Fischsauce

2 Esslöffel Kokosnuss-Aminos

2 2\3 Tassen vollfette, ungesüßte Kokosnussmilch

2 Pfund frische Muscheln, geschrubbt

1\4 Tasse frische Korianderblätter, gehackt

1 Frühlingszwiebel, fein gehackt

2 AIP-Knoblauch-Kräuter-Fladenbrote, der Länge nach in Stangen geschnitten

Wegbeschreibung:

1. Das Kokosnussöl in einem großen Topf bei mittlerer Hitze schmelzen. Wenn das Öl schön heiß ist, den Ingwer, den Knoblauch und die Schalotten hinzufügen. 3-5 Minuten braten und schwenken, bis die Schalotten glasig werden. Den Essig für weitere 2-3 Minuten einrühren.
2. Salz, Fischsauce, Kokosnuss-Aminos und Kokosmilch in den Topf geben und verrühren.
3. Die Muscheln in den Topf geben und bereits geöffnete Muscheln wegwerfen. Sie sollten niemals versuchen, bereits geöffnete Muscheln zu kochen. Legen Sie einen Deckel auf den Topf und kochen Sie die Miesmuscheln 5-7 Minuten lang, wobei Sie alle Muscheln, die sich nach einigen Minuten noch nicht geöffnet haben, wegwerfen. Ungeöffnet bedeutet ungenießbar.
4. Die gekochten Muscheln in eine große Servierschüssel geben und die gehackten Korianderblätter untermischen. Mit den Frühlingszwiebeln bestreuen und mit dem Brot zum Dippen servieren.

Einfache Krabben-Eierrollen-Schüssel

KOCHZEIT: 10-15 MIN. | ERGIBT: 5 PORTIONEN

Zutaten:

2 Teelöffel roher Wildhonig
1 Esslöffel Reisessig
1 Teelöffel frisch gepresster Zitronensaft
1 Esslöffel rote Chilipaste
1\2 Tasse Paleo-Mayonnaise
1 Limette, entsaften (geteilt)
1 Pfund Garnelen, geschält und entdarmt
1\2 Teelöffel koscheres Salz
2 Esslöffel Kokosnussöl (aufgeteilt)
1 Teelöffel frischer Ingwer, gerieben
2 Teelöffel zerdrückter Knoblauch
1 Esslöffel reiner Ahornsirup
1\3 Tasse Kokosnuss-Aminos
1 Pfund abgepackter gemischter Krautsalat
1\4 Tasse Frühlingszwiebeln, gehackt

Wegbeschreibung:

1. In einer kleinen Rührschüssel Honig, Reisessig, Zitronensaft, Chilipaste und Mayonnaise verquirlen. Die Schüssel mit Frischhaltefolie verschließen und kühl stellen, während Sie den Rest des Gerichts zubereiten.
2. In einer mittelgroßen Schüssel die Hälfte des Limettensaftes mit den Garnelen und dem Salz vermischen.
3. Erhitzen Sie in einer großen Pfanne bei starker Hitze 1 Esslöffel Kokosnussöl. Wenn das Öl schön heiß ist, die Garnelen etwa 4 Minuten lang schwenken, bis sie rot werden und sich die Schwänze zu einem C einrollen. Überschüssigen Bratensaft aus der Pfanne wegschütten.
4. Die Hitze auf mittlere Stufe reduzieren und 1 Esslöffel Kokosnussöl in derselben Pfanne schmelzen, in der die Garnelen gebraten wurden. Wenn das Öl schön heiß ist, den Ingwer und den Knoblauch 1-2 Minuten lang anbraten, bis sie duften. Den restlichen Limettensaft zusammen mit dem Ahornsirup, den Kokosnuss-Aminos und dem Krautsalat einrühren. Die Pfanne 3-5 Minuten lang ständig rühren, bis der Krautsalat weich ist. Die Garnelen wieder in die Pfanne geben und umrühren, um sie zu kombinieren. Die Frühlingszwiebeln hinzufügen und 1 Minute lang schwenken.
5. Die Garnelen und den Krautsalat mit der gekühlten Aioli beträufeln und servieren.

Gebratene Flunder

KOCHZEIT: 10-15 MIN. | ERGIBT: 4 PORTIONEN

Zutaten:

1\2 Teelöffel weißer Pfeffer

1 1\2 Teelöffel geröstetes Sesamöl

1 1\2 Teelöffel frischer Ingwer, gehackt

2 Teelöffel glutenfreie, natriumarme Sojasauce

1 Esslöffel gefiltertes Wasser

2 Esslöffel glutenfreie Hoisin-Sauce

2 1\2 Esslöffel kaltgepresstes Avocadoöl

4 Flunderfilets

6 oz. frische Zuckerschoten (1 gekaufte Tüte)

2 Frühlingszwiebeln, in dünne Scheiben geschnitten

Wegbeschreibung:

1. In einer mittelgroßen Glasschüssel Pfeffer, Sesamöl, Ingwer, Sojasauce, Wasser und Hoisin-Sauce verquirlen. 4 Teelöffel davon in eine kleine Glasschüssel geben.
2. In einer großen Pfanne bei mittlerer bis hoher Hitze 1 Esslöffel Avocadoöl erhitzen. Wenn das Öl schön heiß ist, die Pfanne kippen, damit der Boden bedeckt ist. Zwei der Filets hineingeben und 4 Minuten lang braten, bevor sie gewendet werden. Mit einem Pinsel jedes Filet mit 1 Teelöffel der reservierten Marinade bestreichen. Braten Sie den Fisch weitere 2 Minuten, bevor Sie ihn auf einen Teller legen und mit einem Tuch abdecken, um ihn warm zu halten. 1 Esslöffel Avocadoöl in die Pfanne geben und die Schritte mit den restlichen Filets und der Marinade wiederholen.
3. Die Erbsen nach Packungsanweisung in der Mikrowelle zubereiten. Überschüssiges Wasser abgießen.
4. In einer sauberen Pfanne den restlichen 1\2 Esslöffel Avocadoöl erhitzen. Wenn das Öl schön heiß ist, die Erbsen und Frühlingszwiebeln 3 Minuten lang braten.
5. Die Filets auf einem Bett aus gekochten Erbsen und Frühlingszwiebeln servieren. Vor dem Servieren die Marinade über den Fisch träufeln.

Dekonstruierte Sushi-Thunfisch-Rollen

KOCHZEIT: 5 MIN. | ERGIBT: 2 PORTIONEN

Zutaten:

2 Teelöffel Fischsauce

2 Esslöffel Kokosnuss-Aminos

2 Teelöffel frischer Ingwer, gerieben

2 Teelöffel zerdrückter Knoblauch

2 Thunfischsteaks

2 Teelöffel Wasabi-Paste

3 Esslöffel AIP-Mayonnaise

1 große Hass-Avocado, entsteint, geschält und gewürfelt

1 englische Gurke, gewürfelt

1\2 englische Gurke, gewürfelt

2 Esslöffel Koriander-Limetten-Vinaigrette

1 Esslöffel natives Olivenöl extra

Wegbeschreibung:

1. In einer großen Schüssel Fischsauce, Kokosnuss-Aminos, Ingwer und Knoblauch verquirlen. Die Thunfischsteaks mit der Marinade bestreichen und darin einweichen lassen. Die Schüssel mit Frischhaltefolie abdecken und 25 Minuten lang kühl stellen.
2. Wasabi-Paste und Mayonnaise in einer kleinen Glasschüssel verquirlen. Abkühlen lassen, während Sie den Rest des Gerichts zubereiten.
3. In einer mittelgroßen Salatschüssel die Avocado, die Gurken und die Vinaigrette miteinander vermengen. Für später kühl stellen.
4. In einer großen Pfanne bei starker Hitze das Olivenöl erhitzen. Wenn das Öl schön heiß ist, die Thunfischsteaks 2 Minuten pro Seite anbraten. Die Außenseite wird gar, während die Innenseite rosa bleibt.
5. Servieren Sie die in der Pfanne gebratenen Steaks zusammen mit dem gekühlten Salat und einem Spritzer Wasabi-Mayo.

Gefüllter Spaghettikürbis mit Garnelen

KOCHZEIT: 40-45 MIN. | ERGIBT: 4 PORTIONEN

Zutaten:

2 große Spaghettikürbisse, halbiert und entkernt
4 Esslöffel kaltgepresstes Avocadoöl (geteilt)
1 1\2 Teelöffel Himalayasalz (geteilt)
1 Pfund Garnelen, geschält und entdarmt
4 Teelöffel zerdrückter Knoblauch (geteilt)
1\2 Teelöffel Cayennepfeffer
4 Esslöffel Ghee (aufgeteilt)
1\2 Zitrone, Saft
1\3 Tasse Hühnerbrühe
2 Esslöffel frische Petersilie (mehr zum Garnieren)

Wegbeschreibung:

1. Eine große, mit einem Rand versehene Backform mit Backpapier auslegen und den Ofen auf 425°F vorheizen, wobei das Drahtgestell in der Mitte des Ofens stehen sollte.
2. Die Innenseite der Kürbishälften mit 2 Esslöffeln Öl beträufeln und mit 1 Teelöffel Salz würzen. Die Kürbishälften mit der Unterseite nach oben auf das vorbereitete Backblech legen. Die Form für 25 Minuten in den Ofen schieben.
3. In einer großen Rührschüssel die Garnelen mit 1\2 Teelöffel Salz, 1 Esslöffel Öl, 2 Teelöffel Knoblauch und Cayennepfeffer vermischen.
4. In einer großen Pfanne bei mittlerer Hitze den letzten Esslöffel Öl erhitzen. Wenn das Öl schön heiß ist, die Garnelen etwa 4 Minuten lang in der Pfanne schwenken, bis sie rot werden und sich die Schwänze zu einem C kräuseln. Die Garnelen zurück in die Schüssel kratzen und zum Warmhalten abdecken.
5. 3 Esslöffel Ghee in dieselbe Pfanne bei mittlerer bis niedriger Hitze geben. Wenn das Ghee geschmolzen ist, den restlichen Knoblauch 1-2 Minuten lang anbraten. Den Zitronensaft und die Hühnerbrühe in die Pfanne gießen, 5-6 Minuten lang rühren und den Boden der Pfanne abkratzen, um eventuell anhaftende Stücke zu lösen. Die Soße sollte unter Rühren eindicken.
6. Die Garnelen, das restliche Ghee und zwei Esslöffel Petersilie unterrühren. Die Sauce abschmecken und ggf. das restliche Salz hinzufügen.
7. Sobald der Kürbis gekocht ist, lassen Sie die Hälften so weit abkühlen, dass Sie sie anfassen können. Mit einer Gabel das Innere des Kürbisses in Fäden ziehen. Die Kürbisstränge in die Pfanne geben und umrühren, um alle Zutaten zu vermengen. Den Inhalt der Pfanne auf die leeren Kürbisschiffchen verteilen. Die Pfanne mit den gefüllten Kürbisschiffchen wieder in den Ofen schieben und 8-10 Minuten backen, bis die Oberseiten gerade anfangen, knusprig zu werden.
8. Die Krabbenboote mit Petersilie garniert servieren.

Im Ofen gebackene Krabben, Pilze und Spargel

KOCHZEIT: 20 MIN. | ERGIBT: 2 PORTIONEN

Zutaten:

4 oz. Klumpen- oder Jumbo-Krabbenfleisch

2 Esslöffel AIP-Mayonnaise

1\8 Teelöffel Knoblauchpulver

2 große Portobello-Pilze, von Stielen und Kiemen befreit und die Köpfe abgewischt

Prise koscheres Salz

Frisch gemahlener schwarzer Pfeffer

2 Teelöffel kaltgepresstes Olivenöl (plus 1 Esslöffel)

1\2 lb. Spargelstangen, Enden abgeschnitten

Wegbeschreibung:

1. Den Ofen auf 375°F vorheizen und das Drahtgitter in die Mitte des Ofens stellen.
2. Das Krabbenfleisch, die Mayonnaise und das Knoblauchpulver in eine große Rührschüssel geben. Mit einem Holzlöffel alle Zutaten vorsichtig miteinander vermengen, bis das Krabbenfleisch gleichmäßig bedeckt ist. Nicht zu viel mixen, da das Fleisch sonst auseinanderfällt.
3. Die geputzten Pilzspitzen auf einer Seite eines mit Alufolie ausgelegten Backblechs anordnen. Jeden Pilz leicht mit Salz und Pfeffer bestreuen. 1 Teelöffel Öl über jeden gewürzten Hut träufeln. Die Krabbenmischung zu gleichen Teilen in jeden Hut geben.
4. Die Spargelstangen auf der anderen Hälfte des Blechs anrichten. Mit dem restlichen Öl beträufeln und mit Salz und Pfeffer abschmecken.
5. Das Blech für 2o Minuten in den Ofen schieben oder bis der Spargel gabelzart ist.
6. Die mit Krabben gefüllten Champignons zusammen mit den gebackenen Spargelstangen auf Tellern anrichten und warm servieren.

Kurzer Tipp:

Reste können in einem luftdicht verschlossenen Behälter bis zu 4 Tage im Kühlschrank aufbewahrt werden.

Honig-Soja-Lachs & Gemüse

KOCHZEIT: 40 MIN. | ERGIBT: 4 PORTIONEN

Zutaten:

2 Teelöffel zerdrückter Knoblauch

1 Esslöffel frisch gepresster Zitronensaft

1 Esslöffel roher Wildhonig

3 Esslöffel natives Olivenöl extra

1 1\2 Esslöffel glutenfreie, natriumarme Sojasauce

4 Lachsfilets mit Haut

1 Pfund Süßkartoffeln, in 1,5 cm große Würfel geschnitten

1\2 Teelöffel Himalayasalz (geteilt)

1\2 Teelöffel frisch gemahlener schwarzer Pfeffer (geteilt)

12 oz. frische Haricot verts, geputzt

Wegbeschreibung:

1. Ein großes, umrandetes Blech mit Alufolie auslegen. Die Alufolie mit einer leichten Schicht Backspray bestreichen und den Ofen auf 400°F vorheizen, wobei das Drahtgestell in der Mitte des Ofens stehen sollte.
2. In einer großen Schüssel 1 Teelöffel Knoblauch, den Zitronensaft, den Honig, 1 Esslöffel Öl und die Sojasauce verquirlen. Die Lachsfilets mit der Marinade bestreichen und in der Marinadenschüssel beiseite stellen.
3. Die Süßkartoffelwürfel auf das vorbereitete Blech legen und mit 1 Esslöffel Öl, 1\4 Teelöffel Salz und 1\4 Teelöffel Pfeffer anschwenken. Das Blech für 20-25 Minuten in den Ofen schieben, oder bis die Süßkartoffeln gerade anfangen, weich zu werden.
4. In einer mittelgroßen Schüssel die Haricot verts mit dem restlichen Öl, dem Knoblauch, Salz und Pfeffer anschwenken. In die Süßkartoffelpfanne geben und alles zusammen vermengen. Das Gemüse zur Seite schieben, um Platz für die Lachsfilets zu schaffen.
5. Die Lachsfilets auf der Hälfte der Pfanne anrichten, die restliche Marinade wegwerfen. Die Pfanne wieder für 15 Minuten in den Ofen schieben oder bis das Gemüse gabelzart und der Lachs gar ist.
6. Warm servieren und genießen.

Mit Koriander Gebutterte Kabeljaufilets

KOCHZEIT: 12 MIN. | ERGIBT: 4 PORTIONEN

Zutaten:

4 Kabeljaufilets

1 Teelöffel Allzweck-Taco-Gewürz

Kochspray mit Olivenöl

1 ganze Zitrone, entsaftet

1\8 Teelöffel Himalayasalz

1\2 Teelöffel Zitronenschale

2 Esslöffel frische Korianderblätter, fein gehackt

1 Teelöffel zerdrückter Knoblauch

2 Esslöffel Butter, Raumtemperatur

Wegbeschreibung:

1. Die Filets auf ein Schneidebrett legen und von beiden Seiten mit dem Taco-Gewürz würzen.
2. Bestreichen Sie eine große Bratpfanne mit Olivenölspray und erhitzen Sie die Pfanne bei mittlerer bis hoher Hitze. Die gewürzten Filets leicht mit dem Spray bestreichen, bevor sie in die heiße Pfanne gelegt werden. Jedes Filet 3 Minuten pro Seite braten, bis der Fisch ganz durchgegart ist. Den Fisch auf einem Teller anrichten und den frischen Zitronensaft über die Filets gießen.
3. In einer kleinen Glasschüssel das Salz, die Zitronenschale, die Korianderblätter, den Knoblauch und die Butter miteinander verquirlen.
4. Auf jedes heiße Fischfilet einen Klecks der Korianderbutter geben und servieren.

Meeresfrüchte & Koriandersalat Tacos

KOCHZEIT: 10-15 MIN. | ERGIBT: 4 PORTIONEN

Zutaten:

1\4 Tasse frische Korianderblätter, gehackt

1\3 Tasse Frühlingszwiebeln, gehackt

10 oz. gekaufter Engelshaar-Krautsalat

2 Esslöffel frisch gepresster Limettensaft

5 Teelöffel kaltgepresstes Olivenöl (geteilt)

1\2 Teelöffel Himalayasalz (geteilt)

1 lb. Tilapia-Filets

1 Teelöffel Allzweck-Taco-Gewürz

8 erwärmte Mais-Taco-Schalen zum Servieren

Wegbeschreibung:

1. In einer großen Schüssel die Korianderblätter, die Frühlingszwiebeln, den Krautsalat, den Limettensaft, 3 Teelöffel Öl und 1\4 Teelöffel Salz miteinander vermischen.
2. Die Tilapia-Filets auf ein hölzernes Schneidebrett legen und beide Seiten mit dem Taco-Gewürz und dem restlichen 1\4 Teelöffel Salz würzen.
3. In einer großen Bratpfanne bei mittlerer Hitze die restlichen 2 Teelöffel Öl erhitzen. Wenn das Öl schön heiß ist, die Filets 3 Minuten pro Seite braten, bis der Fisch undurchsichtig ist. Die gebratenen Filets auf einen Teller geben und leicht abkühlen lassen, bevor sie in Streifen geschnitten werden.
4. Die Hälfte des Krautsalats auf die 8 Tacoschalen verteilen. Mit den Fischstreifen belegen, dann den restlichen Krautsalat darüber geben. Sofort servieren.

Geflügel

Einfacher Hühner-Shirataki-Reis

KOCHZEIT: 20 MIN. | ERGIBT: 4 PORTIONEN

Zutaten:

7 oz. Shirataki-Reis

1\2 Tasse Ghee

1\3 Tasse Maniokmehl

1\2 Tasse Staudensellerie, gewürfelt

1\2 Tasse Karotten, gewürfelt

1\2 Tasse Schalotten, gewürfelt

1 Teelöffel zerdrückter Knoblauch

1 Teelöffel koscheres Salz

2 Teelöffel frische Thymianblätter, gehackt

1 1\2 Tassen Hühnerbrühe

1 Pfund Hähnchenbrust, gekocht und zerkleinert

Wegbeschreibung:

1. Den Reis nach Packungsanweisung kochen und beiseite stellen.
2. In einer großen Pfanne bei mittlerer Hitze das Ghee schmelzen. Das Mehl mit dem Schneebesen 3-5 Minuten lang vorsichtig einrühren. Behalten Sie die Hitze im Auge; das Mehl sollte beim Verrühren nicht dunkelbraun werden.
3. Sellerie, Karotten, Schalotten und zerdrückten Knoblauch etwa 5 Minuten lang unterrühren, bis die Schalotten glasig und die Karotten weich werden. Salz, Thymian, Hühnerbrühe, Hühnchen und gekochten Reis hinzufügen und umrühren. Die Hitze auf mittlere Stufe erhöhen und 10 Minuten köcheln lassen, dabei gelegentlich umrühren, damit nichts anbrennt.
4. Heiß servieren.

Kurzer Tipp:

Reste können in einem luftdicht verschlossenen Behälter maximal 4 Tage im Kühlschrank aufbewahrt oder 3 Monate eingefroren werden.

Putenfleischbällchen mit Spinatsoße

KOCHZEIT: 25 MIN. | ERGIBT: 4 PORTIONEN

Zutaten:

Frikadellen:

1 Pfund Putenhackfleisch

1\8 Teelöffel weißer Pfeffer

1\2 Teelöffel Himalayasalz

1\2 Teelöffel Zwiebelpulver

1\2 Teelöffel Knoblauchpulver

2 Teelöffel frischer Rosmarin, gehackt

1 Esslöffel frischer Thymian, gehackt

3 Esslöffel frischer Salbei, gehackt

2 Esslöffel Kokosnussmehl

1\4 Tasse Tapiokamehl

1 großes Ei aus Freilandhaltung

1 Esslöffel natives Olivenöl extra

Spinat-Soße:

3 Esslöffel Kokosnussöl

1 Esslöffel Tapiokamehl

2 1\2 Tassen Hühnerbrühe

1\2 Teelöffel Himalayasalz

1\4 Teelöffel weißer Pfeffer

1 Esslöffel französischer Senf

2 Esslöffel Kokosnuss-Aminos

6 Tassen frischer Blattspinat

Kartoffelpüree zum Servieren (optional)

Wegbeschreibung:

1. Truthahn, Pfeffer, Salz, Zwiebelpulver, Knoblauchpulver, Rosmarin, Thymian, Salbei, Kokosmehl, Tapiokamehl und Ei in einer großen Schüssel vermengen. Rühren Sie die Zutaten mit einem Holzlöffel um, bis alles gut vermischt ist. Mit

einem kleinen Eisportionierer oder sauberen Händen, die leicht mit Kokosmehl bestäubt sind, 20 etwa gleich große Kugeln formen.

2. In einer Pfanne bei mittlerer Hitze das Olivenöl erhitzen. Wenn das Öl schön heiß ist, die Fleischbällchen schubweise 3 Minuten pro Seite braten, bis das Fleisch durchgebraten und die Außenseite schön gebräunt ist. Die gebratenen Fleischbällchen in eine mit Papiertüchern ausgelegte Schüssel geben und zum Warmhalten abdecken.
3. In der gleichen Pfanne bei mittlerer Hitze das Kokosöl erhitzen. Während das Öl schmilzt, das Tapiokamehl und die Hühnerbrühe in einer großen Rührschüssel verquirlen. Die Brühe 3-4 Minuten lang in die Pfanne einrühren, bis die Soße anfängt, einzudicken. Salz, Pfeffer, Senf und Kokosnuss-Aminos in die Pfanne geben und mit dem Schneebesen verrühren. Den Spinat ein oder zwei Minuten lang unterrühren, bis die Blätter verwelkt sind.
4. Die Fleischbällchen in die Soße geben und umrühren, bis sie ganz mit der Soße bedeckt und durcherhitzt sind.
5. Servieren Sie die Fleischbällchen und die Soße auf einem Bett aus cremigem Kartoffelpüree, falls gewünscht.

Hähnchen mit Pinienkernen und Gremolata

KOCHZEIT: 8 MIN. | ERGIBT: 4 PORTIONEN

Zutaten:

4 entbeinte Hühnerbrüste ohne Haut

1\2 Teelöffel Himalayasalz (geteilt)

1\4 Teelöffel weißer Pfeffer (geteilt)

3 Esslöffel kaltgepresstes Avocadoöl (geteilt)

1\3 Tasse frische Basilikumblätter

2 Frühlingszwiebeln, gehackt (nur grüne Teile)

1 1\2 Esslöffel frisch gepresster Zitronensaft

1\3 Tasse leicht geröstete Pinienkerne

Wegbeschreibung:

1. Die Hähnchenbrüste auf ein Schneidebrett legen und mit einem Holzhammer auf eine Dicke von etwa 2,5 cm klopfen und abflachen. Die Brüste mit der Hälfte des Salzes und der Hälfte des Pfeffers würzen.
2. In einer großen Bratpfanne bei mittlerer Hitze 1 Esslöffel Öl erhitzen. Wenn das Öl schön heiß ist, die Pfanne schwenken, um das Öl zu verteilen. Die Hähnchenbrüste in das heiße Öl geben und 8 Minuten lang braten, dabei nach der Hälfte der Garzeit wenden. Das Hähnchen sollte durchgebraten sein und in der Mitte nicht mehr rosa sein. Das gebratene Hähnchen auf einen Teller geben.
3. Die Basilikumblätter, die Frühlingszwiebeln, den Zitronensaft, die Pinienkerne und das restliche Salz und den Pfeffer in einem Mixer pürieren, bis eine feine Mischung entsteht. Das restliche Öl einträufeln und pulsieren, bis alle Zutaten gut vermischt sind.
4. Das Hähnchen gegen die Faserrichtung in Scheiben schneiden und mit der Pinienkern-Gremolata garniert servieren.

Knuspriges Hähnchen & Krautsalat

KOCHZEIT: 40 MIN. | ERGIBT: 4 PORTIONEN

Zutaten:

8 nicht entbeinte Hähnchenschenkel mit Haut
4 Esslöffel natives Olivenöl extra
3 Teelöffel koscheres Salz (geteilt)
1 Teelöffel weißer Pfeffer
1 Esslöffel Balsamico-Essig
2 Esslöffel reiner Ahornsirup
3 Esslöffel Kokosnuss-Aminos
2 Esslöffel Kokosblütenzucker
1\2 Tasse Apfelessig
14 oz. gekaufte Krautsalatmischung

Wegbeschreibung:

1. Den Ofen auf 425°F vorheizen und das Drahtgestell in die Mitte des Ofens stellen. Ein großes, mit Alufolie ausgelegtes Backblech mit einem Gitterrost auslegen.
2. Die Schenkel mit Papierhandtüchern trocken tupfen. 2 Esslöffel des Öls in die Schenkel einmassieren und mit 2 Teelöffeln Salz und 1 Teelöffel Pfeffer würzen.
3. Die gewürzten Schenkel auf das vorbereitete Drahtgitter über dem Backblech legen und im Ofen 35-40 Minuten backen, bis die Haut schön knusprig ist und die Schenkel durchgebraten sind.
4. In einem kleinen Topf bei mittlerer Hitze Balsamico-Essig, Ahornsirup und Kokosnuss-Aminos verquirlen. Sobald die Sauce zu köcheln beginnt, die Hitze auf niedrige Stufe reduzieren und unter Rühren 10 Minuten lang köcheln lassen, bis die Sauce eindickt.
5. In der Zwischenzeit in einer mittelgroßen Schüssel den Kokosnusszucker, den Apfelessig, das restliche Salz und 2 Esslöffel Öl verrühren. Den Krautsalat in die Schüssel geben und schwenken, bis der gesamte Krautsalat gleichmäßig überzogen ist. Die Schüssel abdecken und kühl stellen, bis das Hähnchen servierfertig ist.
6. Wenn die Haut des Hähnchens nicht knusprig wird, stellen Sie das Blech für 3-4 Minuten unter den Grill, damit sie schön knusprig wird. Wenn das Huhn fertig ist, die Schenkel mit dem Saft aus der Pfanne begießen und zusammen mit dem gekühlten Krautsalat servieren.

Kurzer Tipp:

Hähnchen- und Salatreste sollten in separaten, luftdichten Behältern nicht länger als 4 Tage im Kühlschrank aufbewahrt oder bis zu 3 Monate eingefroren werden.

Knusprige Ente & Yamswurzelpüree

KOCHZEIT: 25 MIN. | ERGIBT: 4 PORTIONEN

Zutaten:

2 große Süßkartoffeln, geschält und gewürfelt
4 Entenbrustfilets mit Haut
Koscheres Salz
1 Tasse kernlose rote Weintrauben
1\4 Tasse reiner Ahornsirup
1\2 Tasse reserviertes Entenfett
1\4 Teelöffel getrockneter Thymian
Eine Prise frisch gemahlener schwarzer Pfeffer

Wegbeschreibung:

1. Den Ofen auf 400°F vorheizen und das Drahtgitter in die Mitte des Ofens schieben.
2. Einen großen Dämpfkorb oder ein Sieb mit passendem Deckel über einen Topf mit kochendem Wasser stellen, wobei das Wasser den Boden des Korbs oder des Siebs nicht berühren sollte. Die Süßkartoffeln in den Korb oder das Sieb legen und 15-20 Minuten dämpfen, oder bis die Süßkartoffeln gabelzart sind.
3. Die Entenbrüste auf ein hölzernes Schneidebrett legen und mit einem scharfen Messer kleine X's in das Fett schneiden. Jede Brust mit einer kleinen Prise Salz einreiben.
4. Eine große, ofenfeste Bratpfanne bei mittlerer Hitze erhitzen und die gewürzten Entenbrüste mit der Hautseite nach unten in die Pfanne geben. Die Filets 6 Minuten lang braten. Vorsichtig das Fett aus der Pfanne in eine kleine Schüssel schöpfen und für später aufbewahren.
5. Die Brüste vorsichtig umdrehen und auf der anderen Seite 1 Minute lang anbraten, dabei die Trauben in die Pfanne geben. Die Brüste wieder umdrehen, so dass die Haut wieder nach unten zeigt. Die Pfanne 10 Minuten lang im Ofen backen, oder bis die Ente gar ist. Die Pfanne aus dem Ofen nehmen und die Ente etwas abkühlen lassen, bevor sie in dünne Streifen geschnitten wird.
6. In der Zwischenzeit die gekochten Süßkartoffeln, eine Prise Salz, den Ahornsirup, 1\2 Tasse reserviertes Entenfett, Thymian und eine Prise Pfeffer in einen Hochleistungsmixer geben. Pürieren Sie die Süßkartoffeln, bis Sie ein glattes Püree haben und alle Zutaten gut eingearbeitet sind. Möglicherweise müssen Sie auf halber Strecke anhalten und das Püree wieder nach unten drücken.
7. Die gekochte Ente neben einer Portion gewürztem Süßkartoffelpüree anrichten.

Kurzer Tipp:

Reste können in einem luftdicht verschlossenen Behälter bis zu 4 Tage im Kühlschrank aufbewahrt werden.

Mit Zitrusfrüchten Gebratenes Ingwer-Hähnchen

KOCHZEIT: 16 -18 MIN. | ERGIBT: 4 PORTIONEN

Zutaten:

2 Teelöffel frischer Ingwer, fein gehackt

2 Teelöffel zerdrückter Knoblauch

4 Teelöffel reiner Ahornsirup

2 Esslöffel glutenfreie, natriumarme Sojasauce

2\3 Tasse frisch gepresster Orangensaft

2 Teelöffel frisch geriebene Orangenschale

2 oz. entbeinte Hähnchenschenkel, ohne Häute

Wegbeschreibung:

1. In einer großen Schüssel Ingwer, Knoblauch, Sirup, Sojasauce, Orangensaft und Orangenschale verrühren. Die Schenkel mit der Orangenmarinade bestreichen und darin einweichen lassen. Die Schüssel mit Frischhaltefolie abdecken und mindestens 1 Stunde lang kühl stellen.
2. Ein großes, umrandetes Backblech mit Alufolie auslegen. Die Alufolie leicht mit Backspray bestreichen. Den Backofen vorheizen und den Rost in die Mitte des Ofens schieben.
3. Die marinierten Hähnchenschenkel auf das vorbereitete Backblech legen und die Marinade für später aufbewahren. Die Schenkel 16 Minuten lang grillen, dabei nach der Hälfte der Garzeit wenden, oder bis die Schenkel gar sind.
4. In der Zwischenzeit die Marinade in einem kleinen Topf bei mittlerer bis hoher Hitze wieder erhitzen. Wenn die Soße zu köcheln beginnt, 1 Minute lang umrühren, oder bis die Soße anfängt, einzudicken.
5. Das Hähnchen auf Tellern anrichten und mit der Zitrussoße übergossen heiß servieren.

Gefüllter Eichelkürbis mit Wurst

KOCHZEIT: 50-60 MIN. | ERGIBT: 6 PORTIONEN

Zutaten:

3 mittelgroße Eichelkürbisse, halbiert und entkernt

2 Esslöffel natives Olivenöl extra

1 kleine Schalotte, gewürfelt

3 Teelöffel zerdrückter Knoblauch

1 Pfund Schweinefleischwurst ohne Zuckerzusatz, ohne Därme

1\2 Teelöffel Himalayasalz

1\4 Teelöffel frisch gemahlener schwarzer Pfeffer

2 Teelöffel frischer Thymian, gehackt

1 Esslöffel frischer Salbei, gehackt

1 Esslöffel frischer Rosmarin, gehackt

4 Tassen Spinat, zerkleinert

1 großer Apfel, entkernt und gewürfelt

Wegbeschreibung:

1. Eine große, umrandete Backform mit Alufolie auslegen und den Ofen auf 400°F vorheizen, wobei sich das Drahtgestell in der Mitte des Ofens befinden sollte.
2. Die Kürbishälften mit der Unterseite nach oben auf das vorbereitete Backblech legen. Im Ofen 25-35 Minuten backen, oder bis die Schalen anfangen, ganz weich zu werden.
3. In der Zwischenzeit das Olivenöl in einer großen Bratpfanne bei mittlerer bis niedriger Hitze erhitzen. Wenn das Öl schön heiß ist, die Schalotten 15-20 Minuten lang braten, bis alle Stücke schön karamellisiert sind. Den Knoblauch hinzufügen und 1-2 Minuten lang rühren, damit sich die Aromen vermischen.
4. Die Schweinswurst hinzufügen und die Hitze auf mittlere Stufe stellen. Die Wurst unter Rühren 6-8 Minuten braten, bis das gesamte Fleisch zerkleinert ist. Salz, Pfeffer, Thymian, Salbei, Rosmarin, Spinat und Apfel unterrühren und alles noch ein paar Minuten braten, bis der Spinat anfängt, sich zu verkleinern.
5. Sobald die Kürbishälften weich sind, nehmen Sie die Pfanne aus dem Ofen und schalten Sie den Broiler ein. Die Kürbisse in der Pfanne umdrehen und jede Tasse mit einer großzügigen Menge der Wurstmischung füllen. Die Pfanne wieder in den Ofen schieben und 3-5 Minuten grillen, bis die Oberseiten schön knusprig sind. Lassen Sie die Tassen vor dem Servieren einige Minuten ruhen.

Pikantes Orangen-Ingwer-Hühnchen

KOCHZEIT: 28 MIN. | ERGIBT: 4 PORTIONEN

Zutaten:

4 Hühnerbrüste ohne Knochen und Haut, in 1-Zoll-Stücke geschnitten
1\2 Tasse Pfeilwurzelstärke
2 Teelöffel kaltgepresstes Olivenöl
1 Teelöffel frischer Ingwer, gerieben
2 Teelöffel zerdrückter Knoblauch
2 Esslöffel Kokosnuss-Aminos
2 Esslöffel Apfelessig
1\4 Tasse roher Honig
1 Tasse frisch gepresster Orangensaft
Schale von 1 Orange
2 Tassen Blumenkohlreis
2 Frühlingszwiebeln, gehackt, zum Garnieren

Wegbeschreibung:

1. In einer großen Schüssel die Hähnchenteile in der Pfeilwurzelstärke schwenken, bis alle Teile gleichmäßig bedeckt sind.
2. Erhitzen Sie das Olivenöl in einer großen Pfanne bei mittlerer Hitze. Wenn das Öl schön heiß ist, den Ingwer und den Knoblauch etwa 3 Minuten lang anbraten, bis sie duften. Kokosnuss-Aminos, Essig, Honig, Orangensaft und -schale vorsichtig einrühren. Die Soße auf ein leichtes Köcheln bringen und 10 Minuten lang rühren.
3. Das Hähnchen unterrühren und 15 Minuten kochen, bis das Hähnchen gar ist, dabei immer wieder umrühren.
4. In der Zwischenzeit den Blumenkohlreis in einem Dampfkorb über einem Topf mit schnell kochendem Wasser 5 Minuten lang dämpfen oder bis er gerade weich ist. Das Wasser sollte den Boden des Korbs nicht berühren.
5. Das gekochte Hähnchen auf einem Bett aus gedämpftem Blumenkohlreis anrichten und die Sauce darüber geben. Vor dem Servieren mit den Frühlingszwiebeln garnieren.

Kurzer Tipp:

Reste können in einem luftdichten Behälter maximal 4 Tage im Kühlschrank aufbewahrt oder für 3 Monate eingefroren werden.

Mit Preiselbeeren Glasierte Putenfilets

KOCHZEIT: 20 MIN. | ERGIBT: 4 PORTIONEN

Zutaten:

4 Putenfilets

1\4 Teelöffel Knoblauchpulver

1 Teelöffel koscheres Salz

1\4 Tasse Kokosnusszucker

2 Esslöffel Balsamico-Essig

2 Esslöffel frisch gepresster Orangensaft

2 Esslöffel gefiltertes Wasser

2 Esslöffel reiner Ahornsirup

1 Tasse frische Preiselbeeren

Blumenkohlpüree, gekocht, zum Servieren

Wegbeschreibung:

1. Ein großes, umrandetes Backblech mit Backpapier auslegen und den Ofen auf 400°F vorheizen, wobei das Drahtgestell in der Mitte des Ofens stehen sollte.
2. Den Truthahn auf das vorbereitete Backblech legen und alle Filets mit dem Knoblauchpulver und dem Salz bestreuen. Die Gewürze gleichmäßig in jedes Filet einmassieren. Im Backofen 20 Minuten lang backen.
3. Kokosblütenzucker, Essig, Orangensaft, Wasser, Sirup und Cranberries in einem kleinen Topf bei mittlerer Hitze verquirlen. Sobald die Soße zu kochen beginnt, rühren Sie die Mischung 10 Minuten lang. Kratzen Sie die scharfe Soße in eine leistungsstarke Küchenmaschine und verarbeiten Sie sie auf höchster Stufe, bis Sie eine klumpenfreie Soße haben. Es empfiehlt sich, vor dem Pürieren ein Küchentuch über die Küchenmaschine zu legen, da die Soße heiß sein wird.
4. Die gebackenen Putenfilets auf einem Bett aus gekochtem Blumenkohlpüree anrichten und mit der Preiselbeerglasur überziehen. Heiß servieren.

Kurzer Tipp:

Reste können in einem luftdichten Behälter bis zu 4 Tage im Kühlschrank aufbewahrt werden.

Koriander & Avo-Hühnchen-Tacos

KOCHZEIT: 15 MIN. | ERGIBT: 4 PORTIONEN

Zutaten:

1 Pfund Hähnchenbrust ohne Haut und ohne Knochen

3\8 Teelöffel Himalayasalz (geteilt)

2 Teelöffel Allzweck-Tacogewürz

1\2 Tasse natriumarme Hühnerbrühe

2 Esslöffel Schalotten, gewürfelt

1 reife Avocado, gewürfelt

1 Tasse Kirschtomaten, geviertelt

2 Teelöffel Balsamico-Essig

1 Teelöffel kaltgepresstes Olivenöl

8 Mais-Tacos, erhitzt, zum Servieren

1\4 Tasse zerbröckelter Feta-Käse

Frische Korianderblätter, gehackt, zum Garnieren

Wegbeschreibung:

1. Die Hähnchenbrüste mit 1\4 Teelöffel Salz und dem Taco-Gewürz würzen. Die Gewürze in das Fleisch einmassieren.
2. In einem mittelgroßen Topf bei mittlerer Hitze die Brühe und die gewürzten Hühnerbrüste zum leichten Kochen bringen. Die Hitze auf ein leichtes Köcheln reduzieren und das Hähnchen 15 Minuten bei geschlossenem Deckel kochen, oder bis das Hähnchen gar ist.
3. In einer mittelgroßen Schüssel die Schalotten, Avocados und Tomaten vermischen. In einer kleinen Glasschüssel den Balsamico-Essig, das restliche Salz und das Olivenöl verquirlen. Den Essig über die Salsa träufeln und die Salsa damit beträufeln. 1 Stunde lang kühl stellen.
4. Wenn das Hähnchen fertig gegart ist, auf ein Schneidebrett legen und einige Minuten abkühlen lassen. Wenn das Hähnchen kalt genug ist, um es zu bearbeiten, die Brüste mit einem Messer und einer Gabel zerkleinern.
5. Das zerkleinerte Hähnchenfleisch auf die erhitzten Tacos verteilen. Mit der gekühlten Salsa und dem Feta belegen und vor dem Servieren mit Korianderblättern garnieren.

Hähnchen-Parmesan-Kürbis-Auflauf

KOCHZEIT: 60 MIN. | ERGIBT: 6 PORTIONEN

Zutaten:

Auflauf:

1 großer Spaghettikürbis, halbiert und entkernt

4 Esslöffel kaltgepresstes Olivenöl (geteilt)

1\4 Teelöffel weißer Pfeffer

1 Teelöffel Himalayasalz (geteilt)

1\2 mittelgroße Schalotte, gewürfelt

2 Teelöffel zerdrückter Knoblauch

2 Tassen zuckerfreie Marinarasauce

1\2 Teelöffel Cayennepfeffer

Frische Basilikumblätter, gehackt, zum Garnieren

Hühnchen:

1 Pfund Hühnerbrüste ohne Knochen, ohne Haut

2 große Eier aus Freilandhaltung

1\4 Teelöffel frisch gemahlener schwarzer Pfeffer

1 Teelöffel Himalayasalz

1\3 Teelöffel italienisches Gewürz

1\3 Tasse Tapiokamehl

1 Tasse Mandelmehl

1\4 Tasse Kokosnussöl

Wegbeschreibung:

1. Ein großes, umrandetes Backblech mit Alufolie auslegen und den Ofen auf 400°F vorheizen.
2. Die Innenseiten der Spaghettikürbisse mit 2 Esslöffeln Olivenöl beträufeln und mit weißem Pfeffer und 1\2 Teelöffel Salz würzen. Die Kürbishälften mit der Unterseite nach oben auf das vorbereitete Backblech legen und im Ofen 40 Minuten lang backen, bis das Fruchtfleisch weich ist.
3. Während die Kürbishälften backen, die restlichen 2 Esslöffel Olivenöl in einer großen Bratpfanne bei mittlerer Hitze erhitzen. Wenn das Öl schön heiß ist, die Schalotten und den Knoblauch etwa 5 Minuten lang anbraten, bis die Schalotten

weich sind. Die gekochten Schalotten und den Knoblauch in eine kleine Schüssel schaben und beiseite stellen.

4. Die Hühnerbrüste auf ein Schneidebrett legen und mit einem Holzhammer auf eine Dicke von ca. 1,5 cm klopfen.
5. In einer mittelgroßen Schüssel die Eier leicht verquirlen. In einer anderen Schüssel Pfeffer, Salz, italienische Gewürze, Tapiokamehl und Mandelmehl verquirlen. Jeweils eine Hähnchenbrust in das Mehl eintauchen und überschüssiges Mehl abschütteln. Tauchen Sie die Brust in das Ei, bevor Sie sie ein zweites Mal in das Mehl tauchen. Die bestrichene Brust auf einen Teller legen und den Vorgang mit den restlichen Brüsten wiederholen.
6. In derselben Pfanne, in der die Schalotten gebraten wurden, das Kokosöl bei mittlerer bis hoher Hitze schmelzen. Wenn das Öl heiß ist, die beschichteten Hähnchenbrüste 3 Minuten pro Seite braten, oder bis das Hähnchen gar ist. Das gebratene Huhn auf ein Schneidebrett legen und alle Brüste in kleine Stücke schneiden.
7. Sobald die Kürbishälften weich sind, die Pfanne aus dem Ofen nehmen und die Hitze auf 375°F reduzieren.
8. Das Innere des gekochten Kürbisses in eine große Auflaufform schaufeln. 1\2 Teelöffel Salz, die Hälfte der Marinara, die gekochten Schalotten und den Cayennepfeffer hinzufügen. Mit einem Holzlöffel alle Zutaten miteinander verrühren und die Mischung gleichmäßig auf dem Boden der Form verteilen.
9. Die restliche Marinara-Sauce darüber verteilen. Die Hähnchenteile in einer gleichmäßigen Schicht auf der Sauce anrichten.
10. Das Gericht 30 Minuten lang im Ofen backen, oder bis die Soße durch und durch sprudelt. Mit frischen Basilikumblättern garnieren und servieren.

Knusprige Hühnerstäbchen aus Schweinefleisch

KOCHZEIT: 20 MIN. | ERGIBT: 4 PORTIONEN

Zutaten:

1 Teelöffel Zwiebelpulver
1 Teelöffel Knoblauchpulver
1\4 Tasse Pfeilwurzelstärke
1\2 Tasse Maniokmehl
1 1\2 Tassen zerkleinerte Schweineschwarten
1 1\2 Pfund Hähnchenteile, der Länge nach halbiert
1\2 Teelöffel getrockneter Rosmarin
2 Esslöffel Kokosnuss-Aminos
3 Esslöffel reiner Ahornsirup
6 Tassen gemischter Blattsalat
Himalayasalz
Frisch gemahlener schwarzer Pfeffer

Wegbeschreibung:

1. Ein großes, umrandetes Backblech mit Backpapier auslegen und den Ofen auf 375°F vorheizen, wobei das Drahtgestell in der Mitte des Ofens stehen sollte.
2. In einer großen Schüssel das Zwiebelpulver, das Knoblauchpulver, die Pfeilwurzelstärke, das Maniokmehl und die zerkleinerten Schweineschwarten miteinander verquirlen. Das Hähnchen in die Schüssel geben und schwenken, bis alle Stücke gleichmäßig mit der Mehlmischung bedeckt sind.
3. Die bestrichenen Hähnchenteile auf der vorbereiteten Backform verteilen und im Ofen 20-25 Minuten backen, bis das Hähnchen durchgebraten und die Beschichtung knusprig ist.
4. In der Zwischenzeit Rosmarin, Kokosnuss-Aminos und Ahornsirup in einem kleinen Topf bei mittlerer Hitze verquirlen. Wenn die Sauce zu köcheln beginnt, die Hitze reduzieren und 10 Minuten lang unter Rühren leicht köcheln lassen.
5. Die Hähnchenstäbchen auf einem Bett aus gemischtem Salat servieren und mit der Sauce beträufeln. Vor dem Servieren mit Salz und Pfeffer abschmecken.

Kurzer Tipp:

Reste können in einem luftdicht verschlossenen Behälter bis zu 4 Tage im Kühlschrank aufbewahrt werden.

Käse-Hühnchen mit Blumenkohl-Reis

KOCHZEIT: 33 MIN. | ERGIBT: 4 PORTIONEN

Zutaten:

2 Teelöffel kaltgepresstes Olivenöl

2 Teelöffel zerdrückter Knoblauch

1 kleine Schalotte, gewürfelt

4 Tassen Brokkoli-Röschen

1 Pfund entbeinte, hautlose Hühnerbrust, in 1-Zoll-Würfel geschnitten

2 Tassen Blumenkohlreis

1 1\2 Tassen gekaufte Käsesauce

Wegbeschreibung:

1. Den Ofen auf 350°F vorheizen und das Drahtgitter in die Mitte des Ofens stellen.
2. Das Olivenöl in einer großen, ofenfesten Pfanne auf mittlerer Stufe erhitzen. Wenn das Öl schön heiß ist, den Knoblauch und die Schalotten 4-5 Minuten braten, oder bis die Schalotten weich werden. Die Brokkoliröschen für weitere 5 Minuten unterrühren. Die Hähnchenwürfel hinzufügen und 5 Minuten lang schwenken, bis das Huhn gar ist. Den Blumenkohlreis für 2-3 Minuten unterrühren.
3. Die Käsesauce in die Pfanne geben und umrühren, bis alles gleichmäßig bedeckt ist und die Sauce warm ist.
4. Die Form in den Ofen schieben und 15 Minuten backen. Heiß servieren und genießen!

Kurzer Tipp:

Übrig gebliebene Reste können in einem luftdichten Behälter bis zu 4 Tage im Kühlschrank aufbewahrt oder bis zu 3 Monate eingefroren werden.

Puten-Chili mit Korianderfüllung

KOCHZEIT: 30 MIN. | ERGIBT: 6 PORTIONEN

Zutaten:

1 Esslöffel kaltgepresstes Avocadoöl
1 rote Paprikaschote, entkernt und gewürfelt
1 kleine Schalotte, entkernt und gewürfelt
1 lb. italienische Wurst ohne Zuckerzusatz, ohne Därme
1 Pfund Putenhackfleisch
1 Teelöffel Himalayasalz
1\2 Teelöffel frisch gemahlener schwarzer Pfeffer
1 Teelöffel Zwiebelpulver
1 Teelöffel Knoblauchpulver
1 Teelöffel gemahlener Kreuzkümmel
2 Teelöffel Kokosblütenzucker
2 Teelöffel Chilipulver
2 Esslöffel süßer geräucherter Paprika
15 oz. Tomatensauce in Dosen
15 Unzen Zuckermais in Dosen, abgetropft
15 oz. schwarze Schildkrötenbohnen aus der Dose, abgetropft und abgespült
15 oz. gewürfelte Tomaten in Dosen, abgetropft
gehackter Koriander zum Servieren

Wegbeschreibung:

1. In einem großen Topf bei mittlerer Hitze das Avocadoöl erhitzen. Wenn das Öl schön heiß ist, die Paprika und die Schalotten etwa 3 Minuten lang anbraten, oder bis die Schalotten glasig werden. Die Wurst und das Putenhackfleisch unterrühren und 3-5 Minuten braten, bis das Fleisch gar ist und kein Blut mehr zu sehen ist.
2. Die Hitze auf mittlere bis hohe Stufe stellen und Salz, Pfeffer, Zwiebelpulver, Knoblauchpulver, Kreuzkümmel, Kokosblütenzucker, Chilipulver, Paprika, Tomatensauce, Mais, schwarze Bohnen und Tomatenwürfel einrühren.
3. Wenn die Sauce zu kochen beginnt, die Hitze reduzieren, um sie 20 Minuten lang leicht köcheln zu lassen.
4. Die Chili heiß servieren und mit Korianderblättern garnieren.

Gefüllte Süßkartoffeln mit Hühner-Mayo

KOCHZEIT: 3-5 STUNDEN | ERGIBT: 6 PORTIONEN

Zutaten:

2 Pfund Brathähnchen, entbeint und ohne Haut

1 Teelöffel getrockneter Dill

1 Teelöffel Knoblauchpulver

1 Tasse Kokosnusscreme aus der Dose

1 Tasse Paleo-Mayonnaise

6 mittelgroße Süßkartoffeln, gut geschrubbt

1 Teelöffel Himalayasalz

2 Esslöffel natives Olivenöl extra

Molkereifreies Ranch-Dressing zum Servieren

Frische Petersilienblätter, gehackt, zum Garnieren

Wegbeschreibung:

1. Das Hähnchen in kleine Würfel schneiden und zusammen mit dem Dill, dem Knoblauchpulver, der Kokosnusscreme und der Mayonnaise in einen großen Slow Cooker geben. Stellen Sie den Schongarer auf 3 bis 4 Stunden auf höchster Stufe ein, bis das Hähnchen durchgegart ist. Während des Kochvorgangs einige Male umrühren.
2. Eine Stunde, bevor das Hähnchen fertig ist, den Ofen auf 425°F vorheizen, wobei das Drahtgestell in der Mitte des Ofens stehen sollte. Ein großes, umrandetes Backblech mit Backpapier auslegen.
3. Mit einer Gabel oder einem scharfen Messer Löcher in die Schalen der Süßkartoffeln stechen. Die Süßkartoffeln in einer großen Schüssel mit dem Salz und dem Olivenöl vermengen, bis sie gleichmäßig bedeckt sind. Legen Sie die gewürzten Süßkartoffeln auf das vorbereitete Backblech und backen Sie sie 45-60 Minuten im Ofen, bis sie weich sind. Lassen Sie die Süßkartoffeln ein paar Minuten auf der Arbeitsfläche abkühlen.
4. Die gekochten Süßkartoffeln halbieren und jede Hälfte mit einem großzügigen Klecks des gekochten Hähnchens belegen. Vor dem Servieren mit Ranch-Dressing und Petersilie garnieren.

Gefüllte Zucchini mit Grillhähnchen

KOCHZEIT: 30 MIN. | ERGIBT: 8 PORTIONEN

Zutaten:

4 mittelgroße Zucchinis, der Länge nach halbiert
1\2 Teelöffel Himalayasalz
1 Teelöffel Knoblauchpulver
1 Teelöffel Zwiebelpulver
1 Esslöffel süßer geräucherter Paprika
1 Esslöffel Tomatenmark
1 Esslöffel französischer Senf
3 Esslöffel Honig
1\3 Tasse Apfelessig
14,5 oz. Tomatensauce in Dosen
1 Esslöffel natives Olivenöl extra
1\2 kleine Schalotte, gewürfelt
2 Teelöffel zerdrückter Knoblauch
1 Pfund gekochtes Brathähnchen, zerkleinert

Wegbeschreibung:

1. Den Ofen auf 400°F vorheizen, das Drahtgestell in die Mitte des Ofens stellen und ein großes Backblech mit Backspray bestreichen.
2. Mit einem Metalllöffel das Innere der halbierten Zucchini entfernen, so dass rundherum etwa ein Zentimeter Fruchtfleisch übrig bleibt. Die Innenseite der Boote leicht mit Backspray bestreichen.
3. In einer kleinen Glasschüssel 1\2 Teelöffel Salz zusammen mit Knoblauchpulver, Zwiebelpulver, Paprika, Tomatenmark, Senf, Honig, Apfelessig und Tomatensauce verquirlen.
4. Das Olivenöl in einer großen Pfanne auf mittlerer Stufe erhitzen. Wenn das Öl schön heiß ist, die Schalotten hinzugeben und 3-5 Minuten braten, bis die Schalotten glasig werden. Den Knoblauch einrühren und weitere 1-2 Minuten braten, damit sich die Aromen vermischen. Die gekochten Schalotten und den Knoblauch in eine große Schüssel schaben und das Hähnchenfleisch unterrühren.
5. Die BBQ-Sauce in die Schüssel mit dem Hähnchen schaben, dabei etwa 3-4 Esslöffel für später zurücklassen. Das Hähnchen vorsichtig umrühren, bis die Sauce gleichmäßig verteilt ist.
6. Das Hähnchen in gleichmäßigen Mengen in die vorbereiteten Zucchinihälften geben. Die restliche Sauce über das Hähnchen träufeln. Das Blech im Ofen 20-25 Minuten backen, oder bis sich die Zucchini leicht mit einer Gabel einstechen lassen.
7. Heiß servieren und genießen.

Gebratenes Huhn mit Ingwer und Quinoa

KOCHZEIT: 10-15 MIN. | ERGIBT: 2 PORTIONEN

Zutaten:

1 1\2 Esslöffel Olivenöl extra vergine

1\2 lb. entbeinte, hautlose Hähnchenschenkel, in kleine Stücke geschnitten

1 Teelöffel frischer Ingwer, gehackt

2 Teelöffel zerdrückter Knoblauch

1\2 Tasse Frühlingszwiebeln, gehackt

1\2 Tasse rote Paprikaschoten, gewürfelt

3\4 Tasse gefrorene geschälte Edamame-Bohnen, aufgetaut

1\2 Tasse gekochte Quinoa, abgekühlt

1 großes Ei aus Freilandhaltung, leicht verquirlt

1/4 Tasse glutenfreie, natriumarme Sojasauce

Wegbeschreibung:

1. In einer großen Bratpfanne bei mittlerer Hitze 1 Esslöffel Olivenöl erhitzen. Wenn das Öl schön heiß ist, das Hähnchen 4 Minuten lang anbraten und schwenken. Ingwer, Knoblauch, Frühlingszwiebeln und Paprika unterrühren und weitere 3 Minuten braten, bis das Huhn gar ist. Den Inhalt der Pfanne in eine große Schüssel kratzen und beiseite stellen.
2. Die Pfanne mit einem Küchentuch auswischen und die Hitze auf mittlere Stufe reduzieren. Das restliche Olivenöl erhitzen. Wenn das Öl schön heiß ist, die Bohnen und die Quinoa etwa 2 Minuten lang anbraten oder bis sie gerade durch sind.
3. Quinoa und Bohnen an den Rand der Pfanne schieben. Das Ei auf der anderen Seite der Pfanne etwa 1 Minute lang braten und verrühren, bevor es unter die Quinoa gemischt wird. Das Hühnerfleisch wieder in die Pfanne geben und die Sojasauce hinzufügen. Alles 1 Minute lang weiterrühren, bis das Hähnchenfleisch gut durchgebraten ist.
4. Heiß oder kalt servieren.

Rind-, Lamm- und Schweinefleisch

Pulled Pork & Koriander Wraps

KOCHZEIT: 4-5 STUNDEN | ERGIBT: 8 PORTIONEN

Zutaten:

2 1\2 Pfund Schweineschulter ohne Knochen, von überschüssigem Fett befreit
1\2 Teelöffel Himalayasalz
2 Esslöffel Allzweck-Tacogewürz
2 Teelöffel kaltgepresstes Avocadoöl
2 Tassen gekühlte Salsa (extra zum Servieren)
16 Maistortillas
1 Limette, in Spalten geschnitten
1\2 Tasse frische Korianderblätter, gehackt

Wegbeschreibung:

1. Das Schweinefleisch auf ein hölzernes Schneidebrett legen und die Schulter in 12 etwa gleich große Stücke schneiden. Das Fleisch mit Salz und Taco-Gewürz bestreuen, durchschwenken und die Gewürze gleichmäßig in das Fleisch einmassieren.
2. Das gewürzte Schweinefleisch zusammen mit dem Avocadoöl und 2 Tassen Salsa in einen großen Slow Cooker geben. Das Schweinefleisch 4-5 Stunden lang auf höchster Stufe kochen, oder bis es auseinanderfällt und sich leicht zerkleinern lässt.
3. Wenn das Schweinefleisch gar ist, erhitzen Sie die Maiswraps nach Packungsanweisung.
4. Sobald das Schweinefleisch etwas abgekühlt ist, das Fleisch auf ein Schneidebrett legen und in feine Stücke zerteilen.
5. Das zerkleinerte Schweinefleisch auf die vorgewärmten Wraps verteilen und mit zusätzlicher Salsa, ein paar Spritzern Limettensaft, frischen Korianderblättern und ein paar Teelöffeln des Saftes aus dem Slow Cooker belegen.
6. Heiß servieren und genießen.

Shirataki-Reis und Schweinefleischbällchen

KOCHZEIT: 20 MIN. | ERGIBT: 4 PORTIONEN

Zutaten:

1 Pfund Schweinehackfleisch
1 kleine Schalotte, gerieben
1 Teelöffel zerdrückter Knoblauch
1 Teelöffel frischer Ingwer, gerieben
1 Teelöffel koscheres Salz
1\4 Teelöffel weißer Pfeffer
5 Esslöffel Kokosnuss-Aminos (aufgeteilt)
2 1\2 Esslöffel Fischsauce (aufgeteilt)
2 Esslöffel roher Wildhonig
14 oz. gekochter Shirataki-Reis, zum Servieren

Wegbeschreibung:

1. Legen Sie ein großes Backblech mit Backpapier aus und heizen Sie den Ofen auf 400°F vor.
2. Schweinefleisch, Schalotten, Knoblauch, Ingwer, Salz, Pfeffer, 1 Esslöffel Kokosnuss-Aminos und 1\2 Esslöffel Fischsauce in einer großen Schüssel verrühren. Die Mischung mit den Händen zu Kugeln mit einer Dicke von etwa 1 1\2 Zoll formen. Die Bällchen auf das vorbereitete Backblech legen und im Ofen 15-20 Minuten backen, oder bis die Bällchen durchgebraten sind und die Außenseiten leicht geröstet sind.
3. In der Zwischenzeit in einem kleinen Topf bei mittlerer Hitze die restlichen Kokosnuss-Aminos und die Fischsauce zusammen mit dem Honig verquirlen. Wenn die Sauce leicht köchelt, die Hitze reduzieren und 10 Minuten lang unter Rühren kochen.
4. Wenn die Schweinefleischbällchen gar sind, in der Sauce schwenken, bis sie gleichmäßig bedeckt sind. Die Schweinefleischbällchen und die Sauce auf einem Bett aus gekochtem Shirataki-Reis servieren.

Kurzer Tipp:

Reste können in einem luftdicht verschlossenen Behälter bis zu 4 Tage im Kühlschrank aufbewahrt werden.

Beefy Shepherd's Pie & Veg

KOCHZEIT: 60 MIN. | ERGIBT: 6-8 PORTIONEN

Zutaten:

Rinderhackfleisch und Gemüse:

- 2 Esslöffel natives Olivenöl extra
- 1 kleine Schalotte, gewürfelt
- 2 Teelöffel zerdrückter Knoblauch
- 8 oz. Champignons, in Scheiben geschnitten
- 2 Möhren, geschält und in Stücke geschnitten
- 2 Stangen Staudensellerie, zerkleinert
- 1 lb. Rinderhackfleisch
- 1 Teelöffel Himalayasalz
- 1\4 Teelöffel weißer Pfeffer
- 1 Tasse gefrorene Erbsen
- 2 Esslöffel Kokosnuss-Aminos
- 2 Esslöffel Tomatenmark
- 1 1\2 Tassen Rinderbrühe
- 14,5 oz. gewürfelte feuergeröstete Tomaten aus der Dose mit dem Saft
- 2 Esslöffel Tapiokamehl
- 2 ganze Lorbeerblätter
- 3 Zweige frischer Thymian
- 1 Zweig frischer Rosmarin

Brei:

- 2 Pfund russische Kartoffeln, geschält und gewürfelt
- 1\2 Tasse Kokosnusscreme
- 1\4 Tasse Mandelmilch
- 1\4 Tasse Kokosnussöl
- 1 Teelöffel Himalayasalz
- 1\4 Teelöffel frisch gemahlener schwarzer Pfeffer
- 1\4 Teelöffel Backpulver
- 1 Esslöffel kaltgepresstes Avocadoöl

Wegbeschreibung:

1. Den Ofen auf 350°F vorheizen und das Drahtgitter in die Mitte des Ofens stellen.
2. In einer großen, ofenfesten, gusseisernen Bratpfanne das Olivenöl bei mittlerer Hitze erhitzen. Wenn das Öl schön heiß ist, die Schalotten 2-3 Minuten lang anbraten, bis sie weich sind. Den Knoblauch 1-2 Minuten lang unterrühren,

damit sich die Aromen vermischen. Pilze, Karotten und Sellerie hinzufügen und 4-5 Minuten braten und schwenken, bis die Karotten weich werden und die Pilze eine dunklere Farbe annehmen.

3. Das Rinderhackfleisch, Salz und Pfeffer einrühren. Erhöhen Sie die Hitze und braten Sie das Rindfleisch 4-5 Minuten oder bis es durchgebraten ist. Wenn nach dem Braten des Fleisches noch zu viel Öl in der Pfanne ist, schütten Sie den Überschuss ab. Die Hitze auf mittlere Stufe zurückschalten und die Erbsen, Kokosnussaminos, das Tomatenmark, die Rinderbrühe und die Dosentomaten mitsamt ihrem Saft einrühren.
4. 2 Esslöffel der Soße in eine Glasschüssel geben und das Tapiokamehl einrühren. Die Mischung vorsichtig unter die Soße rühren. Die Lorbeerblätter, den Thymian und den Rosmarin hinzufügen. Rühren Sie die Soße 5 Minuten lang bei mittlerer Hitze, oder bis sie eindickt. Sobald die Sauce eindickt, die frischen Kräuter entfernen und entsorgen. Stellen Sie die Pfanne zum Abkühlen auf ein hölzernes Schneidebrett, während Sie den Rest des Gerichts zubereiten. Wenn Sie das Hackfleisch und das Gemüse auf Zimmertemperatur abkühlen lassen, wird die Schicht zwischen den Kartoffeln und dem Fleisch besser sichtbar.
5. Die Kartoffeln in einem großen Topf mit Wasser bedecken und bei mittlerer bis hoher Hitze zum Kochen bringen. Die Kartoffeln 5-8 Minuten kochen, bis sie weich sind. Die gekochten Kartoffeln in einem Sieb abtropfen lassen. Die Kartoffeln in eine große Rührschüssel geben und die Kokoscreme, die Mandelmilch, das Kokosöl, Salz, Pfeffer und Backpulver unterrühren. Die Kartoffeln mit einem Kartoffelstampfer oder einer Gabel zu fluffigen, weißen Wolken zerdrücken.
6. Löffeln Sie das Püree vorsichtig über das abgekühlte Fleisch in der Pfanne und streichen Sie die Oberfläche glatt. Drücken Sie das Püree so nah wie möglich an den Rand der Pfanne. Mit einer Gabel ein Muster auf der Oberseite des Pürees zeichnen oder so lassen, wie es ist, bevor die Oberseite mit dem optionalen Öl beträufelt wird. Stellen Sie die Pfanne für 15-20 Minuten in den Ofen, oder bis die Fleischschicht durchgebraten und die Oberseite leicht gebräunt ist. In den letzten 3-5 Minuten können Sie den Grill benutzen, um die gewünschte Knusprigkeit auf der Kartoffeloberfläche zu erreichen.
7. Lassen Sie die Torte vor dem Servieren einige Minuten abkühlen.

Heart Smart Lamb Wraps

KOCHZEIT: 5-10 MIN. | ERGIBT: 4 PORTIONEN

Zutaten:

1 Esslöffel kaltgepresstes Avocadoöl

3 Teelöffel zerdrückter Knoblauch

1 Tasse Schalotten, fein gehackt

12 oz. mageres Lammhackfleisch

1 Teelöffel gemahlener Zimt

3\4 Teelöffel Himalayasalz

1\4 Teelöffel weißer Pfeffer

1 Tasse englische Gurke, gehackt

1 Tasse Kirschtomaten, geviertelt

12 ganze Boston-Salatblätter

3\4 Tasse gekühlter griechischer Joghurt-Tzatziki oder Gurken-Dill-Dip

Wegbeschreibung:

1. In einer großen Pfanne bei starker Hitze das Avocadoöl erhitzen. Wenn das Öl schön heiß ist, den Knoblauch, die Schalotten, das Lammfleisch, den Zimt, das Salz und den Pfeffer etwa 5 Minuten lang anbraten, oder bis das Lammfleisch gar ist.
2. Wenn das Lammfleisch gar ist, die Gurken und Tomaten untermischen. Das Lammfleisch auf den Salatblättern verteilen und mit Tzatziki oder Dip übergießen, bevor es zusammengefaltet und serviert wird.

Süßes und Pikantes Ananas-Schweinefleisch

KOCHZEIT: 30 MIN. | ERGIBT: 4 PORTIONEN

Zutaten:

2 Teelöffel frischer Ingwer, gerieben
2 Teelöffel zerdrückter Knoblauch
1\2 Tasse Kokosnuss-Aminos
1\4 Tasse kaltgepresstes Avocadoöl
1 Pfund Schweinslende ohne Knochen
1 Teelöffel koscheres Salz
1\4 Tasse gefiltertes Wasser
15-20 oz. Ananasscheiben aus der Dose, verpackt in 100-prozentigem Ananassaft, abgetropft

Wegbeschreibung:

1. In einer mittelgroßen Glasschüssel Ingwer, Knoblauch, Kokosnuss-Aminos und Avocadoöl verquirlen. Das Filet mit dem Salz massieren, bevor es in die Schüssel mit der Marinade getaucht wird. Die Schüssel mit Frischhaltefolie verschließen und mindestens 4 Stunden lang kühl stellen.
2. Ein großes, umrandetes Backblech mit Alufolie auslegen und den Ofen auf 425°F vorheizen, wobei sich das Drahtgestell in der Mitte des Ofens befinden sollte.
3. Sobald das Schweinefleisch gut gekühlt ist, das Fleisch auf das vorbereitete Backblech geben und im Ofen 25 Minuten lang backen, bis das Schweinefleisch medium-rare ist. Die Marinade für später aufheben.
4. In einem kleinen Topf bei mittlerer Hitze die Marinade vom Schweinefleisch und das gefilterte Wasser verquirlen. Wenn die Sauce zu kochen beginnt, 5 Minuten lang ununterbrochen rühren, dann die Hitze auf niedrig stellen und weitere 5 Minuten köcheln lassen, während Sie rühren.
5. Wenn das Fleisch gar ist, auf ein Schneidebrett legen und abkühlen lassen. Den Broiler einschalten und ein Drahtgestell 4-5 Zoll von der Oberseite entfernt aufstellen.
6. Die Ananasscheiben auf das gleiche Blech legen, auf dem auch das Schweinefleisch gebacken wurde, und im Ofen 3-5 Minuten grillen.
7. Wenn die Ananas fertig sind und das Schweinefleisch etwas abgekühlt ist, das Schweinefleisch in Scheiben schneiden und zusammen mit den gebratenen Ananas servieren, wobei die Sauce über alles gelöffelt wird.

Kurzer Tipp:

Reste können in einem luftdicht verschlossenen Behälter bis zu 4 Tage im Kühlschrank aufbewahrt werden.

Rindfleisch & Gebackene Knoblauchpilze

KOCHZEIT: 30 MIN. | ERGIBT: 4 PORTIONEN

Zutaten:

Rindfleisch:

1 1\4 Pfund Rinderlende ohne Knochen, bei Raumtemperatur
1 Esslöffel natives Olivenöl extra
2 Teelöffel koscheres Salz
1\2 Teelöffel weißer Pfeffer
1\2 Teelöffel zerstoßener getrockneter Thymian
1\2 Teelöffel Knoblauchpulver

Pilze:

1 lb. Champignons, geputzt
2 Esslöffel natives Olivenöl extra
3\4 Teelöffel koscheres Salz
1\4 Teelöffel weißer Pfeffer
1 Teelöffel Knoblauchpulver
1 Teelöffel getrockneter Thymian

Wegbeschreibung:

1. Den Ofen auf 425°F vorheizen und das Drahtgitter in die Mitte des Ofens stellen.
2. Das Rinderfilet auf ein hölzernes Schneidebrett legen und mit Öl beträufeln. Mit Salz, Pfeffer, Thymian und Knoblauchpulver würzen und die Gewürze in das Fleisch reiben. Eine große, ofenfeste Bratpfanne bei starker Hitze erhitzen und das Fleisch 2 Minuten pro Seite anbraten, damit der Fleischsaft nicht austreten kann.
3. Die Pfanne für 25 Minuten in den Ofen schieben, um das Fleisch medium-rare zu machen. Die Pfanne auf ein hölzernes Schneidebrett stellen und mit Folie abdecken, um sie warm zu halten. Das Fleisch gart weiter, während Sie den Rest des Gerichts zubereiten.
4. In einer großen Schüssel die Pilze mit Öl, Salz, Pfeffer, Knoblauchpulver und Thymian vermengen, bis alle Pilze gleichmäßig bedeckt sind. Das Rindfleisch auf eine Servierplatte geben und mit Folie abdecken, um es warm zu halten. Die gewürzten Pilze in der Pfanne verteilen und 15 Minuten im Ofen backen, bis die Pilze dunkel werden und ihren Saft abgeben. Die Pfanne in regelmäßigen Abständen schütteln, um ein Anbrennen zu verhindern.
5. Das Rindfleisch in Scheiben schneiden und zusammen mit den gekochten Pilzen servieren.

Rindfleisch-Barbacoa-Schalen

KOCHZEIT: 10-11 STUNDEN | ERGIBT: 4 PORTIONEN

Zutaten:

1\4 Tasse Paleo-Mayonnaise
1 Esslöffel Sriracha-Sauce
2 Teelöffel frisch gepresster Limettensaft
2 Esslöffel natives Olivenöl extra
2 lbs. Chuck Braten
1 Teelöffel Himalayasalz
1\2 Teelöffel weißer Pfeffer
1 Teelöffel geröstetes Sesamöl
1 Esslöffel roher Wildhonig
1\2 Tasse Kokosnuss-Aminos
1\4 Tasse Rinderbrühe
1 Esslöffel frischer Ingwer, gerieben
3 Teelöffel zerdrückter Knoblauch
1 mittelgroße Schalotte, in dünne Scheiben geschnitten
2 Esslöffel Tapiokamehl
4 Tassen Basmati-Reis, gekocht, zum Servieren
1 Tasse Kimchi
2 Hass-Avocados, geschält, entkernt und in Scheiben geschnitten
1\2 Tasse Gurken, entkernt und in Scheiben geschnitten
1 Tasse rote Zwiebeln, in Scheiben geschnitten
Frische Korianderblätter, gehackt, zum Garnieren
Frühlingszwiebeln, gehackt, zum Garnieren
Geröstete Sesamsamen, zum Garnieren

Wegbeschreibung:

1. In einer kleinen Glasschüssel die Mayonnaise, die Sriracha-Sauce und den Limettensaft verquirlen. Die Schüssel mit Frischhaltefolie verschließen und für später kühl stellen.
2. In einer großen Pfanne bei starker Hitze das Öl erhitzen. Den Rinderbraten auf ein Schneidebrett legen und mit Salz und Pfeffer würzen. Wenn das Öl schön heiß ist, den Braten von allen Seiten 3-4 Minuten pro Seite anbraten. Wenn alle Seiten gut angebraten sind, den Braten in einen großen Slow-Cooker geben. Sesamöl, Honig, Kokosnuss-Aminos, Rinderbrühe, Ingwer, Knoblauch und Schalotten in den Topf geben und verrühren. Bei geschlossenem Deckel 10 Stunden lang auf niedriger Stufe kochen.

3. Das gekochte Rindfleisch mit einem scharfen Messer zerkleinern. Etwa 2 Esslöffel der Brühe aus dem Schnellkochtopf in eine kleine Schüssel geben und das Tapiokamehl einrühren. Die Mischung zurück in den Schongarer geben und die Brühe mit einem Schneebesen vorsichtig umrühren. Den Herd auf höchste Stufe stellen und bei geschlossenem Deckel weitere 20 Minuten kochen, bis die Brühe eindickt.
4. Den gekochten Reis auf 4 Servierschüsseln verteilen. Den Reis mit gekochtem Rindfleisch, Kimchi, Avocados, Gurken und roten Zwiebeln schichten. Garnieren Sie die Schalen mit Korianderblättern, Frühlingszwiebeln und geröstetem Sesam. Einen Klecks der gekühlten Mayo auf jede Portion geben und servieren.

Mit Honig Geröstete Möhren und Koteletts

KOCHZEIT: 45 MIN. | ERGIBT: 4 PORTIONEN

Zutaten:

1 1\2 Teelöffel koscheres Salz (geteilt)

3 Esslöffel frischer Rosmarin, fein gehackt (geteilt)

1 Esslöffel roher Wildhonig

2 Esslöffel kaltgepresstes Olivenöl (geteilt)

1 Pfund Baby-Möhren

12 Lammrippenkoteletts

1\4 Teelöffel Knoblauchpulver

Wegbeschreibung:

1. Ein großes, umrandetes Backblech mit Backpapier auslegen und den Ofen auf 400°F vorheizen, wobei das Drahtgestell 4-5 Zoll vom Broiler entfernt sein sollte. Ein zweites Gitterrost in die Mitte des Ofens stellen.
2. In einer großen Schüssel 1\2 Teelöffel Salz, 1 Esslöffel Rosmarin, den Honig und 1 Esslöffel Olivenöl verquirlen. Die Babymöhren hinzufügen und schwenken, bis sie gleichmäßig bedeckt sind. Die überzogenen Karotten auf dem vorbereiteten Backblech verteilen und die überschüssige Soße darüber gießen. Im Backofen auf der mittleren Schiene 35-40 Minuten backen, bis die Karotten weich sind.
3. Das restliche Olivenöl in die Koteletts einmassieren und mit dem restlichen Salz, dem restlichen Rosmarin und dem Knoblauchpulver würzen. Ein Backblech leicht mit Olivenölspray bestreichen und den Broiler vorheizen. Die gewürzten Koteletts auf das Blech legen und im Ofen 4 Minuten lang grillen, dabei nach der Hälfte der Garzeit umdrehen. Die Koteletts sollten ganz durchgebraten sein.
4. Die Lammkoteletts heiß servieren und die Babykarotten dazu reichen.

Mongolisches Rindfleisch im Schnellkochtopf mit Honig

KOCHZEIT: 15-20 MIN. | ERGIBT: 6-8 PORTIONEN

Zutaten:

1 Teelöffel frischer Ingwer, gerieben

4 Teelöffel zerdrückter Knoblauch

1\3 Tasse Kokosnuss-Aminos

1\2 Tasse gefiltertes Wasser

1 1\2 Pfund Flankensteak, in dünne Scheiben gegen die Faser geschnitten

1 Esslöffel Tapiokamehl

1\4 Tasse roher Wildhonig

2 Tassen gehackte Brokkoliröschen

Brauner Basmati-Reis, gekocht, zum Servieren

Geröstete Sesamsamen, zum Garnieren

Gehackte Frühlingszwiebeln, zum Garnieren

Wegbeschreibung:

1. Ingwer, Knoblauch, Kokosnuss-Aminos und Wasser in einer mittelgroßen Schüssel verquirlen.
2. Braten Sie das Steak im vorgeheizten Schnellkochtopf auf jeder Seite 20 Sekunden an. Schalten Sie die Sauté-Option aus, und gießen Sie die Ingwermischung über das Steak. Verschließen Sie den Kocher und kochen Sie ihn 11 Minuten lang auf manueller Stufe.
3. Nach 11 Minuten den Dampf ablassen und dabei darauf achten, sich nicht zu verbrennen. Zwei Esslöffel der Soße in eine kleine Glasschüssel geben und das Mehl einrühren. Die Mischung vorsichtig zurück in den Kocher geben und dann den Honig einrühren. Die Brokkoliröschen hinzugeben und den Herd wieder auf "sautieren" stellen. Weitere 5 Minuten kochen, bis die Sauce eindickt.
4. Das gekochte Rindfleisch und die Sauce auf einem Bett aus gekochtem Reis anrichten. Vor dem Servieren mit den gerösteten Sesamsamen und den Frühlingszwiebeln garnieren.

Vegetarische Hauptgerichte

Salatblätter mit Mango und Bohnen

KOCHZEIT: 5-10 MIN. | ERGIBT: 4 PORTIONEN

Zutaten:

1 Dose schwarze Schildkrötenbohnen, abgetropft

2 Teelöffel zerdrückter Knoblauch

1 Limette, entsaften

1 Teelöffel kaltgepresstes Olivenöl

1\4 Teelöffel Himalayasalz

3\4 Tasse frische Korianderblätter, gehackt

2 Frühlingszwiebeln, in dünne Scheiben geschnitten

1 frische Mango, geschält und in Stücke geschnitten

12 große Blattsalate

1\2 Tassen pürierte Avocado

Wegbeschreibung:

1. Die Bohnen auf dem Herd oder in einer mikrowellengeeigneten Schüssel erhitzen. Wenn die Bohnen heiß sind, den zerdrückten Knoblauch einrühren und beiseite stellen.
2. In einer mittelgroßen Glasschüssel den Limettensaft, das Olivenöl, das Salz, die Korianderblätter und die Frühlingszwiebeln miteinander verquirlen. Die gehackte Mango unterrühren.
3. Öffnen Sie jedes Salatblatt und verteilen Sie die pürierte Avocado gleichmäßig auf der Innenseite jedes Blattes. Die Avocado mit den Bohnen und dem Mango-Relish belegen.
4. Zusammenklappen und sofort servieren.

Spieße mit Gemüse und Tempeh

KOCHZEIT: 30 MIN. | ERGIBT: 4 PORTIONEN

Zutaten:

mit Knoblauch und Kräutern marinierter Tempeh
8 Bambus-Kebabspieße
14 0z. brauner Basmati-Reis, zum Servieren gekocht
8 oz. Champignons, geputzt
1 rote Paprikaschote, in große Würfel geschnitten
1 gelber Kürbis, gewürfelt (1,5 cm große Würfel)
1 kleine Zucchini, in Scheiben geschnitten (1,5 cm dicke Scheiben)
1 rote Zwiebel, in große Würfel geschnitten

Wegbeschreibung:

1. Befolgen Sie die Anweisungen auf der Verpackung, um das Tempeh mindestens 20 Minuten lang zu marinieren.
2. Die Bambusspieße 8-10 Minuten in warmes Wasser tauchen, damit sie nicht verkohlen.
3. Den Reis nach Packungsanweisung zubereiten.
4. Ein großes, umrandetes Backblech mit Backpapier auslegen und den Ofen auf 425°F vorheizen, wobei das Drahtgestell in der Mitte des Ofens stehen sollte.
5. Das marinierte Tempeh und das Gemüse auf die Spieße verteilen und alles abwechselnd auffädeln. Auf jeder Seite sollte etwa ein Zentimeter des Spießes für die Handhabung sichtbar bleiben. Bewahren Sie die Marinade für später auf.
6. Die Spieße auf dem vorbereiteten Backblech anrichten und mit einem Pinsel die Hälfte der Marinade auf das Tempeh und das Gemüse streichen. 20 Minuten im Ofen backen, dann umdrehen und mit der restlichen Marinade bestreichen. Die andere Seite der Spieße 15-20 Minuten backen, oder bis das Gemüse gabelzart und die Ränder knusprig sind.
7. Den Reis abtropfen lassen.
8. Den Reis auf 4 Schüsseln verteilen und in jede Schüssel 2 Tempeh-Spieße geben. Heiß servieren und genießen.

Kurzer Tipp:

Gebratenes Gemüse lässt sich nicht gut einfrieren. Reste sollten in einem luftdicht verschlossenen Behälter nicht länger als 5 Tage im Kühlschrank aufbewahrt werden.

Tofu-Knoblauch-Avocado-Wraps

KOCHZEIT: 0 MIN. | ERGIBT: 4 PORTIONEN

Zutaten:

Mit Knoblauch und Kräutern marinierter Tofu

4 große Maiswickel

4 große Blattsalate

1 Tasse gekauftes pikantes veganes Caesar-Dressing

2 mittelgroße Möhren, in dünne Scheiben geschnitten

1 Tasse frische Bohnensprossen

2 Hass-Avocados, entsteint und in Scheiben geschnitten

Himalayasalz

Frisch gemahlener schwarzer Pfeffer

Wegbeschreibung:

1. Befolgen Sie die Anweisungen auf der Verpackung und marinieren Sie den Tofu mindestens 20 Minuten lang.
2. Die Wraps auf eine saubere Arbeitsfläche legen. Auf jeden Wrap ein Salatblatt legen und 1\4 Tasse Dressing auf allen Blättern verteilen. Die Karotten, Bohnen und den marinierten Tofu auf die Wraps verteilen. 1\2 Tasse Dressing über alle Wraps träufeln und mit den Avocadoscheiben belegen.
3. Die Avocadoscheiben mit Salz und Pfeffer abschmecken, dann das restliche Dressing auf die Wraps verteilen.
4. Falten und die Wraps sofort servieren.

Kurzer Tipp:

Für warme Wraps den Tofu 1 Minute lang auf höchster Stufe in der Mikrowelle erwärmen, bevor die Wraps geformt werden.

Linsensalat mit Tahini-Dressing

KOCHZEIT: 40 MIN. | ERGIBT: 2 PORTIONEN

Zutaten:

Salat:

3\4 Tasse grüne Linsen, abgespült
8 mittelgroße Möhren, geschält und der Länge nach halbiert
1 Esslöffel kaltgepresstes Avocadoöl
1\2 Teelöffel Himalayasalz
1\4 Teelöffel weißer Pfeffer
1 Teelöffel süßer geräucherter Paprika
2 Tassen frischer Babyspinat
Frischer Dill, gehackt, zum Garnieren

Tahini-Dressing:

2 Teelöffel roher Wildhonig
1\4 Teelöffel Himalayasalz
1 Teelöffel zerdrückter Knoblauch
1\2 Tasse kaltgepresstes Olivenöl
2 Esslöffel Rotweinessig
3 Esslöffel Tahinisauce
Leicht geröstete Mandelsplitter zum Servieren

Wegbeschreibung:

1. Den Ofen auf 425°F vorheizen und das Drahtgestell in die Mitte des Ofens schieben. Ein großes, umrandetes Backblech mit Alufolie auslegen.
2. Die Linsen in einem mittelgroßen Topf mit so viel Wasser, dass sie gerade bedeckt sind, bei starker Hitze zum Kochen bringen. Sobald das Wasser zu kochen beginnt, die Hitze auf mittlere bis niedrige Stufe reduzieren und 15-20 Minuten lang zugedeckt köcheln lassen, bis die Linsen gar sind. Das Wasser abgießen und die Linsen zum Abkühlen beiseite stellen.
3. In einer großen Schüssel die Möhren mit Avocadoöl, Salz, Pfeffer und Paprika vermischen. Die gewürzten Karotten auf dem vorbereiteten Backblech verteilen und im Ofen 22-24 Minuten backen, dabei nach der Hälfte der Garzeit wenden. Die Möhren sind fertig, wenn sie in der Mitte weich sind und die Außenseiten schön knusprig sind.
4. In einer mittelgroßen Glasschüssel Honig, Salz, zerdrückten Knoblauch, Olivenöl, Rotweinessig und Tahinisauce verquirlen.

5. Den Babyspinat auf zwei Servierschalen verteilen und mit den gekochten Linsen und gebackenen Möhren belegen. Die Schalen mit den Mandelscheiben und den gehackten Kräutern garnieren, bevor die Salate mit dem Tahini-Dressing beträufelt werden.
6. Sofort servieren.

Zucchini-Nudeln nach Thai-Art

KOCHZEIT: 15-20 MIN. | ERGIBT: 4 PORTIONEN

Zutaten:

2 Esslöffel geröstetes Sesamöl (geteilt)
1 Tasse rote Paprikaschoten, in dünne Scheiben geschnitten
6 Tassen dicke spiralisierte Zucchini-Nudeln
1\2 Teelöffel Himalayasalz (geteilt)
3 Tassen frischer Mangold, zerkleinert
8 oz. extra-fester Tempeh, in 1/2-Zoll-Würfel geschnitten
2 Esslöffel gelbe Currypaste
3 Esslöffel Mandelbutter
1\4 Tasse gefiltertes Wasser
1\2 Tasse leichte Kokosnussmilch aus der Dose
1\4 Tasse ungesalzene Cashews, gehackt
1 Limette, geviertelt

Wegbeschreibung:

1. 1 Esslöffel Sesamöl in einer großen Pfanne bei mittlerer bis hoher Hitze erhitzen. Wenn das Öl schön heiß ist, die Paprikaschoten 4 Minuten lang braten. Die Zucchinispiralen hinzufügen und mit 1\4 Teelöffel Salz würzen. Einen Deckel auf die Pfanne legen und 2 Minuten braten. Den Mangold einrühren und ein paar Minuten kochen, bis die Blätter kleiner werden.
2. Die Nudeln und den Mangold in eine große Schüssel schaben und beiseite stellen.
3. In der gleichen Pfanne den letzten Esslöffel Sesamöl erhitzen. Wenn das Öl schön heiß ist, das Tempeh unter Rühren 4 Minuten lang anbraten. Die Pfanne vom Herd nehmen.
4. In einer mittelgroßen Schüssel die Currypaste, die Mandelbutter, das gefilterte Wasser und die Kokosmilch miteinander verquirlen. Die Soße über die gekochten Zucchininudeln gießen und schwenken, bis alle Nudeln gleichmäßig bedeckt sind.
5. Die Nudeln in 4 Servierschüsseln verteilen und mit der Sauce vom Boden der Rührschüssel beträufeln. Den gebratenen Tempeh über die Nudeln geben und mit den gerösteten Cashews garnieren. Vor dem Servieren mit Limettensaft beträufeln.

Sprossen-Kichererbsen-Salat

KOCHZEIT: 0 MIN. | ERGIBT: 8-10 PORTIONEN

Zutaten:

Kichererbsen:

1\2 Teelöffel Cayennepfeffer
1\2 Teelöffel Himalayasalz
1 Teelöffel frischer Oregano, gehackt
1 Teelöffel frischer Thymian, gehackt
1\3 Tasse kaltgepresstes Olivenöl
15 oz. Kichererbsen aus der Dose, abgetropft und abgespült

Salat:

1\2 mittelgroße rote Zwiebeln, in Scheiben geschnitten
1 mittelgroße Avocado, geschält, entkernt und in Scheiben geschnitten
1\2 Tasse schwarze Oliven, halbiert
1 Tasse Kirschtomaten, geviertelt
2 Tassen englische Gurken, gewürfelt
1 1\2 lbs. Rosenkohl, gerieben

Dressing:

1\4 Teelöffel weißer Pfeffer
1\2 Teelöffel Himalayasalz
1 Teelöffel frischer Oregano, gehackt
1 Esslöffel frische Blattpetersilie, gehackt
1 Teelöffel zerdrückter Knoblauch
2 Teelöffel Paleo-Mayonnaise
1 kleine Schalotte, gewürfelt
1 Teelöffel französischer Senf
1 Esslöffel Limettensaft, frisch gepresst
3 Esslöffel Balsamico-Essig
1\4 Tasse kaltgepresstes Olivenöl

Wegbeschreibung:

1. In einer mittelgroßen Schüssel den Cayennepfeffer, das Salz, den Oregano, den Thymian und das Olivenöl miteinander verquirlen. Die Kichererbsen unterrühren und 10 Minuten ziehen lassen.

2. In einer großen Schüssel die roten Zwiebeln, Avocado, Oliven, Tomaten, Gurken und Rosenkohl vermischen.
3. Die marinierten Kichererbsen mit einem Schaumlöffel in die Salatschüssel geben, dabei die Marinade zurücklassen. Den Salat noch einmal durchschwenken, um die Kichererbsen zu verteilen.
4. Pfeffer, Salz, Oregano, Petersilie, Knoblauch, Mayonnaise, Schalotten, Senf, Limettensaft, Essig und Olivenöl in die Schüssel mit der Marinade einrühren.
5. Das Dressing über den Salat träufeln, durchschwenken und sofort servieren.

Nussig Gerührter Bok Choy

KOCHZEIT: 10-15 MIN. | ERGIBT: 4 PORTIONEN

Zutaten:

2 Teelöffel geröstetes Sesamöl

1\2 kleine Schalotte, gewürfelt

1\2 Teelöffel frischer Ingwer, gerieben

1 Teelöffel zerdrückter Knoblauch

6 Tassen dünn geschnittener Bok Choy

2 Esslöffel glutenfreie, natriumarme Sojasauce

1\2 Teelöffel Himalayasalz

1\4 Teelöffel weißer Pfeffer

1\8 Teelöffel Cayennepfeffer (wahlweise)

1\4 Tasse rohe, ungesalzene Cashewnüsse

Wegbeschreibung:

1. In einer großen Pfanne bei mittlerer bis hoher Hitze 1 Teelöffel Öl erhitzen. Wenn das Öl schön heiß ist, die Schalotten 3-5 Minuten braten, bis sie glasig werden. Ingwer und Knoblauch einrühren und 1-2 Minuten braten, damit sich die Aromen vermischen.
2. Den Bok Choy in die Pfanne geben und 2-3 Minuten braten, bis sich die Blätter verkleinern und die Ränder knusprig werden. Den gekochten Bok Choy in eine große Schüssel schaben. Wenn der gesamte Bok choy nicht bequem in die Pfanne passt, braten Sie ihn schubweise mit dem zusätzlichen Sesamöl.
3. Den gekochten Bok Choy mit Sojasauce, Salz, Pfeffer und eventuell Cayennepfeffer vermischen.
4. Den Bok Choy auf 4 Servierschalen verteilen und vor dem Servieren mit den Cashewnüssen garnieren.

Mangold-Erdbeer-Salat

KOCHZEIT: 20-25 MIN. | ERGIBT: 6 PORTIONEN

Zutaten:

Eiweiß von 1 großen Ei aus Freilandhaltung
1 Teelöffel koscheres Salz (geteilt)
1 Teelöffel gemahlener Zimt
1\4 Teelöffel gemahlene Muskatnuss
1 Teelöffel reine Vanille-Essenz
1/2 Tasse roher Wildhonig (aufgeteilt)
3 Tassen ganze Pekannüsse
1\2 kleine rote Zwiebel, in Scheiben geschnitten
3 Tassen Erdbeeren, in Scheiben geschnitten
10 Tassen Mangold, zerkleinert
1\2 Teelöffel gemahlenes Senfpulver
2 Teelöffel Paleo-Mayonnaise
1 Esslöffel Mohnsamen
1\4 Tasse Champagner-Essig
1\2 Tasse kaltgepresstes Olivenöl

Wegbeschreibung:

1. Ein großes, umrandetes Backblech mit Backpapier auslegen und den Ofen auf 300°F vorheizen, wobei das Drahtgestell in der Mitte des Ofens stehen sollte.
2. In einer mittelgroßen Schüssel das Eiweiß zu weichen Spitzen schlagen. 1\2 Teelöffel Salz, Zimt, Muskatnuss, Vanilleessenz und 1\4 Tasse Honig einrühren. Vorsichtig die Pekannüsse unterheben.
3. Die Mischung in einer gleichmäßigen Schicht auf das vorbereitete Backblech schaben und mit einem Offset-Spatel glatt streichen. Das Blech 20-25 Minuten im Ofen backen, dabei nach 10-12 Minuten umrühren, damit nichts anbrennt. Sobald die Beschichtung fest ist und an den Nüssen haftet, das Blech aus dem Ofen nehmen und 15 Minuten lang auf der Arbeitsfläche abkühlen lassen, oder bis die Beschichtung hart wird.
4. Wenn die Pekannüsse hart geworden sind, zusammen mit den roten Zwiebeln, den Erdbeeren und dem Mangold in eine große Schüssel geben.
5. In einer mittelgroßen Rührschüssel das restliche Salz, den restlichen Honig, das Senfpulver, die Paleo-Mayonnaise, den Mohn, den Champagneressig und das Olivenöl verquirlen.
6. Das Dressing über den Salat träufeln und sofort servieren.

Gebackener Rosenkohl in Aioli-Soße

KOCHZEIT: 30-35 MIN. | ERGIBT: 6-8 PORTIONEN

Zutaten:

2 Pfund. Rosenkohl, geputzt und der Länge nach halbiert

2 Esslöffel kaltgepresstes Avocadoöl

1 1\4 Teelöffel Himalayasalz (geteilt)

1 Teelöffel weißer Pfeffer (geteilt)

1 Teelöffel Knoblauchpulver

2 Teelöffel frisch gepresster Zitronensaft

4 in Dosen eingelegte Chipotles in Adobosauce

1 Tasse Paleo-Mayonnaise

Wegbeschreibung:

1. Ein großes, umrandetes Backblech mit Backpapier auslegen und den Ofen auf 400°F vorheizen, wobei das Drahtgestell in der Mitte des Ofens stehen sollte.
2. In einer großen Schüssel den halbierten Rosenkohl mit dem Öl, 1 Teelöffel Salz, 1\2 Teelöffel Pfeffer und dem Knoblauchpulver vermengen.
3. Die gewürzten Sprossen auf dem vorbereiteten Backblech verteilen und im Ofen 30-35 Minuten backen, bis die Sprossen durchgebraten sind und die Ränder anfangen zu knusprig zu werden.
4. In einer leistungsstarken Küchenmaschine das restliche Salz, den restlichen Pfeffer, den Zitronensaft, die Chipotles und die Mayonnaise auf höchster Stufe pürieren, bis eine klumpenfreie Mischung entsteht.
5. Den gekochten Rosenkohl mit der Aioli-Sauce beträufelt servieren.

Süß-Säuerlicher Apfel-Quinoa

KOCHZEIT: 15 MIN. | ERGIBT: 4 PORTIONEN

Zutaten:

14 oz. extra-fester Tempeh
2 Tassen gefiltertes Wasser
1 Tasse wilde Quinoa, abgespült
1 Teelöffel roher Wildhonig
2 Teelöffel französischer Senf
1\2 Teelöffel koscheres Salz
1\2 Teelöffel frisch gemahlener schwarzer Pfeffer
1\4 Tasse Apfelessig
1\3 Tasse kaltgepresstes Olivenöl
3 Tassen Baby-Rucola, gehackt
1 mittelgroßer Apfel, zerkleinert

Wegbeschreibung:

1. Die Tempehstreifen auf 6 Papiertücher legen und mit 6 weiteren Papiertüchern abdecken. Ein schweres Buch oder einen Topf über das Tempeh legen, um überschüssiges Wasser herauszudrücken. Sobald der Tempeh gut gepresst ist, schneiden Sie die Streifen in kleine Würfel.
2. Das Wasser und die Quinoa in einem großen Topf bei starker Hitze zum Kochen bringen. Sobald das Wasser zu kochen beginnt, die Hitze reduzieren und etwa 15 Minuten köcheln lassen, bis die Quinoa weich ist und das Wasser eingekocht wurde. Den Topf zum Abkühlen auf ein hölzernes Schneidebrett stellen.
3. In einer mittelgroßen Schüssel den Honig, den Senf, das Salz, den Pfeffer, den Essig und das Olivenöl miteinander verquirlen.
4. Den Baby-Rucola auf 4 Servierschalen verteilen und die gleiche Menge der gekochten Quinoa darüber geben. Die Quinoa mit dem gehackten Apfel garnieren und mit dem Dressing beträufeln.
5. Sofort servieren.

Kurzer Tipp:

Reste können in einem luftdicht verschlossenen Behälter bis zu 5 Tage im Kühlschrank aufbewahrt werden.

Käsige Vegetarische Pizza

KOCHZEIT: 25 MIN. | ERGIBT: 6 PORTIONEN

Zutaten:

Teig:

2 1\4 Teelöffel schnell aufgehende Hefe
3\4 Teelöffel brauner Zucker
1 1\4 Tassen warmes Wasser
1 1\2 Tassen Tapiokamehl
2 1\2 Tassen ungebleichtes Allzweckmehl
1 1\2 Teelöffel koscheres Salz
6 Esslöffel kaltgepresstes Olivenöl (geteilt)

Toppings:

2 Esslöffel kaltgepresstes Avocadoöl
2 Teelöffel zerdrückter Knoblauch
28 oz. Marinara-Sauce aus der Dose
8 oz. Champignons, in Scheiben geschnitten
1 Teelöffel getrocknetes Basilikum
1 Teelöffel getrockneter Oregano
16 0z. Mozzarella-Käse, zerkleinert
2 Tassen Rucola

Wegbeschreibung:

1. Den Ofen auf 475°F vorheizen und das Drahtgitter in die Mitte des Ofens stellen.
2. In einer mittelgroßen Glasschüssel die Hefe, den Zucker und das Wasser verquirlen. Die Hefe 5 Minuten lang auf der Arbeitsfläche blühen lassen.
3. In einer großen Rührschüssel das Tapiokamehl, das Allzweckmehl und das Salz miteinander verquirlen. Die Hefemischung und die Hälfte des Olivenöls hinzufügen. Die Zutaten verrühren, bis sich der Teig gerade so zusammenfügt.
4. Den Teig auf eine saubere, leicht bemehlte Fläche geben und 5 Minuten lang kneten, bis der Teig glatt und elastisch ist.
5. Die letzten 3 Esslöffel des Öls gleichmäßig auf einem großen, umrandeten Backblech verteilen. Den Teig auf das Blech legen und mit einem feuchten Küchentuch abdecken. Den Teig an einem warmen Ort 1 Stunde lang gehen lassen.
6. Wenn sich der Teig verdoppelt hat, noch einmal 5 Minuten lang kneten und den Teig so ausrollen, dass er auf das Blech passt. Mit einer Gabel Löcher in den Teig

stechen. Den Teig wieder auf das Blech legen und mit Frischhaltefolie abdecken. Lassen Sie den Teig erneut 1 Stunde lang gehen.

7. Wenn der Teig ein zweites Mal aufgegangen ist, den Boden mit einem Pinsel mit dem Avocadoöl bestreichen. Den zerdrückten Knoblauch in einer gleichmäßigen Schicht auf dem Boden verteilen. Den Boden 5 Minuten lang in den Ofen schieben, bis der Knoblauch duftet.
8. Nach 5 Minuten den Boden aus dem Ofen nehmen und die Marinarasauce gleichmäßig auf dem Knoblauch verteilen.
9. Die Pilze auf der Sauce anrichten und mit Basilikum und Oregano bestreuen. Die Pizza mit Käse belegen und im Ofen 13-16 Minuten backen, bis der Käse geschmolzen und der Boden knusprig ist.
10. Schneiden Sie die Pizza in Scheiben und servieren Sie sie noch heiß mit Rucola belegt.

Kurzer Tipp:

Pizzareste können bis zu 2 Monate eingefroren oder in einem luftdichten Behälter bis zu 5 Tage im Kühlschrank aufbewahrt werden. Die Pizza im Ofen 10 Minuten lang bei 350°F aufwärmen.

Quesadillas mit Mangold und Bohnen

KOCHZEIT: 5-10 MIN. | ERGIBT: 2 PORTIONEN

Zutaten:

2 Esslöffel frische Salsa, gekühlt

2 Esslöffel frische Korianderblätter, gehackt

1\2 Tasse schwarze Schildkrötenbohnen in Dosen ohne Salzzusatz, abgetropft und abgespült

Kochspray mit Olivenöl

4 Maiswickel

1\2 Tasse frischer Mangold, zerkleinert

6 Esslöffel Mozzarella-Käse, gerieben

Wegbeschreibung:

1. In einer mittelgroßen Schüssel die Salsa, die Korianderblätter und die Schildkrötenbohnen mit einer Gabel verquirlen und pürieren.
2. Eine große gusseiserne Bratpfanne bei mittlerer Hitze vorheizen.
3. Den Boden der vorgewärmten Pfanne großzügig mit Olivenölspray bestreichen. Einen Wrap in die Pfanne legen und mit der Hälfte der Bohnen und der Salsa, der Hälfte des Mangolds und der Hälfte des Käses belegen. Die Füllung mit einem zweiten Wrap abdecken und den obersten Wrap mit Olivenölspray bestreichen. Braten Sie den Wrap 2 Minuten lang, bevor Sie ihn umdrehen. Die andere Seite weitere 1 bis 2 Minuten braten, bis der gesamte Käse geschmolzen ist und die Wraps leicht geröstet sind.
4. Wiederholen Sie den Vorgang mit den restlichen Zutaten und mehr Olivenölspray.
5. Die Quesadillas heiß servieren.

Curry-Blumenkohl-Röschen

KOCHZEIT: 20 MIN. | ERGIBT: 4 PORTIONEN

Zutaten:

2 Esslöffel kaltgepresstes Avocadoöl
1 mittelgroße Schalotte, gewürfelt
2 Teelöffel zerdrückter Knoblauch
1\4 Tasse rote Currypaste
1 Teelöffel koscheres Salz
1 Teelöffel gemahlene Koriandersamen
2 Teelöffel gemahlener Ingwer
4 Tassen Blumenkohlröschen
3 mittelgroße Möhren, geschält und in dünne Scheiben geschnitten
15 oz. Kichererbsen aus der Dose, abgetropft und abgespült
3\4 Tasse Gemüsebrühe
1 Esslöffel frisch gepresster Limettensaft
2 Esslöffel Kokosnuss-Aminos
2 Tassen Mangold verpackt
13,5 oz. Kokosnussmilch in Dosen
Basmati-Reis, gekocht, zum Servieren
Frische Korianderblätter, gehackt, zum Garnieren
Leicht geröstete Cashewnüsse, zum Garnieren

Wegbeschreibung:

1. In einer großen Pfanne bei mittlerer Hitze das Olivenöl erhitzen. Wenn das Öl schön heiß ist, die Schalotten 5-6 Minuten lang braten, bis sie glasig werden, dabei gelegentlich umrühren, damit sie nicht anbrennen. Den Knoblauch einrühren und 1 bis 2 Minuten braten, damit sich die Aromen vermischen. Die rote Currypaste, das Salz, die gemahlenen Koriandersamen und den gemahlenen Ingwer einrühren und weitere 1-2 Minuten braten.
2. Die Blumenkohlröschen und Karotten unterrühren und 4-5 Minuten kochen, bis das Gemüse weich wird. Das Gemüse sollte jetzt nicht zu lange kochen. Die Kichererbsen und die Gemüsebrühe einrühren und die Hitze auf hoch stellen. Wenn die Brühe zu köcheln beginnt, die Hitze auf niedrige Stufe reduzieren und 8-10 Minuten köcheln lassen, bis der Blumenkohl ganz weich geworden ist.
3. Limettensaft, Kokosnussaminos, Mangold und Kokosmilch einige Minuten lang unterrühren, bis die Mangoldblätter kleiner werden.
4. Die Curry-Blumenkohlröschen auf einem Bett aus gekochtem Basmatireis anrichten und vor dem Servieren mit Korianderblättern und Cashewnüssen garnieren.

Süß Geräucherte Paprika-Bohnen-Burger

KOCHZEIT: 30 MIN. | ERGIBT: 6 PORTIONEN

Zutaten:

1 Esslöffel natives Olivenöl extra

1 große Schalotte, gewürfelt

3 Teelöffel zerdrückter Knoblauch

1\2 rote Paprika, entkernt und gehackt

1\4 Teelöffel weißer Pfeffer

1\2 Teelöffel koscheres Salz

1\2 Teelöffel Chilipulver

1 Teelöffel süßer geräucherter Paprika

2 Teelöffel gemahlener Kreuzkümmel

2 Esslöffel Paleo-Mayonnaise

2 Esslöffel Kokosnuss-Aminos

3 Esslöffel Tapiokamehl

15 oz. schwarze Schildkrötenbohnen in Dosen, gespült und abgetropft

Wegbeschreibung:

1. Eine große, mit einem Rand versehene Backform mit Backpapier auslegen und den Ofen auf 375°F vorheizen, wobei das Drahtgestell in der Mitte des Ofens stehen sollte.
2. Das Olivenöl in einem mittelgroßen Topf auf mittlerer Stufe erhitzen. Wenn das Öl schön heiß ist, die Schalotten 12-15 Minuten unter Rühren braten, bis sie glasig und leicht knusprig sind. Die Hälfte der Schalotten in eine kleine Schüssel schaben und warm halten.
3. Knoblauch und Paprika in den Topf geben und etwa 2-3 Minuten braten, bis die Paprikaschoten weich werden.
4. Das gekochte Gemüse zusammen mit Pfeffer, Salz, Chilipulver, Paprika, Kreuzkümmel, Mayonnaise, Kokosnussamino und Tapiokamehl in einen Hochleistungsmixer geben. Auf höchster Stufe pürieren, bis alles gut eingearbeitet ist. 3\4 der Bohnen hinzugeben und erneut pulsieren. Den Mixer ausschalten und die restlichen Bohnen einrühren.
5. Die Mischung zu Patties formen, dabei etwa 1\3 Tasse der Mischung pro Pattie verwenden. Die vorbereiteten Frikadellen auf das vorbereitete Backblech legen und im Ofen etwa 12 Minuten lang backen, dabei nach der Hälfte der Backzeit wenden, oder bis die Frikadellen schön gebräunt sind.
6. Die Patties mit der anderen Hälfte der Röstzwiebeln garnieren und servieren.

Frische Minze-Artischocken-Risotto

KOCHZEIT: 40 MIN. | ERGIBT: 5 PORTIONEN

Zutaten:

4 Tassen Gemüsebrühe
4 Esslöffel kaltgepresstes Avocadoöl (geteilt)
1 kleine Schalotte, gewürfelt
4 oz. Zuckerschoten, geputzt und halbiert
14 oz. Artischockenherzen aus der Dose, abgetropft und geviertelt
1 1\2 Tassen Arborio-Reis
1\2 Teelöffel Himalayasalz
1\2 Teelöffel weißer Pfeffer
1\4 Tasse frische Minzblätter, gehackt
1\4 Tasse frischer Schnittlauch, gehackt
1\3 Tasse frische Blattpetersilie, gehackt
1\2 Zitrone, saftig

Wegbeschreibung:

1. Die Brühe in einem großen Kochtopf bei mittlerer Hitze zum Köcheln bringen. Wenn die Brühe durcherhitzt ist, den Topf auf ein Schneidebrett stellen, während Sie den Rest des Gerichts zubereiten.
2. In einer großen Bratpfanne bei mittlerer Hitze 2 Esslöffel Öl erhitzen. Wenn das Öl schön heiß ist, die Schalotten, Erbsen und Artischockenherzen unter Rühren braten, bis die Herzen weich und die Schalotten durchsichtig werden, etwa 6-8 Minuten. Das Gemüse in eine kleine Schüssel schaben und mit einem Deckel abdecken, um es warm zu halten.
3. In derselben Pfanne bei mittlerer Hitze das restliche Avocadoöl hinzugeben. Wenn das Öl heiß ist, den Reis und das Salz unter ständigem Rühren 2-3 Minuten lang anbraten. Keine Panik, wenn der Reis anfängt zu knacken, zu knistern und zu platzen, denn das ist normal. 1 Tasse der erwärmten Brühe in die Pfanne geben und 5-8 Minuten lang rühren, bis die gesamte Flüssigkeit aufgesogen ist. Fügen Sie weiterhin jeweils eine Tasse Brühe hinzu und kochen Sie das Risotto, bis Sie die gesamte Brühe verbraucht haben oder der Reis den gewünschten Zartheitsgrad erreicht hat. Wenn die gesamte Brühe aufgebraucht ist und der Reis noch nicht zart genug ist, fügen Sie Wasser hinzu und kochen Sie weiter, wobei Sie jeweils 1\3 Tasse warmes Wasser verwenden.
4. Den gekochten Reis in eine große Servierschüssel geben und Pfeffer, Minzblätter, Schnittlauch, Petersilie und Zitronensaft unterrühren.

5. Servieren Sie das warme Gemüse auf einem Bett aus Minzrisotto.

Kleiner Tipp:

Übrig gebliebene Reste können in einem luftdichten Behälter bis zu 4 Tage im Kühlschrank aufbewahrt oder bis zu 3 Monate eingefroren werden.

Enchiladas mit Yamswurzeln und Bohnen

KOCHZEIT: 25-30 MIN. | ERGIBT: 4 PORTIONEN

Zutaten:

2 Esslöffel natives Olivenöl extra

2 mittelgroße Süßkartoffeln, geschält und gewürfelt (1-Zoll-Würfel)

1 rote Paprika, entkernt und gewürfelt

1 kleine Schalotte, gewürfelt

1\4 Teelöffel weißer Pfeffer

1\2 Teelöffel Himalayasalz

1\2 Teelöffel Zwiebelpulver

1\2 Teelöffel Knoblauchpulver

1 Teelöffel gemahlener Kreuzkümmel

2 Teelöffel zerdrückter Knoblauch

10 Unzen rote Enchilada-Sauce aus der Dose ohne Zuckerzusatz (geteilt)

3 Esslöffel frische Korianderblätter, gehackt (extra zum Garnieren)

15 oz. schwarze Schildkrötenbohnen aus der Dose, abgetropft und abgespült

8 Maiswickel

Optionale Beläge:

Cremiges Jalapeño-Ranch-Dressing

Gehackte Avocados

Gehackte Tomaten

Gehackte Jalapeño

Wegbeschreibung:

1. Eine große Auflaufform mit Backspray bestreichen und den Ofen auf 350°F vorheizen, wobei das Drahtgestell in der Mitte des Ofens stehen sollte.
2. Erhitzen Sie das Olivenöl in einer großen Pfanne bei mittlerer Hitze. Wenn das Öl schön heiß ist, die Süßkartoffeln hinzufügen und 10-12 Minuten braten, bis sie weich und die Ränder schön knusprig sind. Paprika und Schalotten 3 Minuten lang unterrühren, dann Pfeffer, Salz, Zwiebelpulver, Knoblauchpulver, Kreuzkümmel und zerdrückten Knoblauch hinzufügen. Lassen Sie die Aromen 1 Minute lang miteinander verschmelzen, bevor Sie 3 Esslöffel der Enchilada-Sauce, 3 Esslöffel der Korianderblätter und die schwarzen Schildkrötenbohnen

unterrühren. Umrühren, bis alle Zutaten durcherhitzt sind, und die Pfanne auf ein Holzschneidebrett stellen.

3. Die Wraps 15-20 Sekunden lang in der Mikrowelle erwärmen. Die aufgewärmten Wraps offen auf eine saubere Unterlage legen und mit einem Löffel etwa 3-5 Esslöffel der Enchilada-Sauce gleichmäßig darauf verteilen. Die Süßkartoffeln und Bohnen auf die Wraps verteilen. Die Wraps wie Burritos falten und mit den Falten nach unten in die vorbereitete Auflaufform legen. Die restliche Enchilada-Sauce über alle Wraps gießen.
4. Das Gericht 15 Minuten lang im Ofen backen oder bis die Sauce durcherhitzt ist und köchelt.
5. Servieren Sie die Enchiladas mit den zusätzlichen Korianderblättern und den Beilagen Ihrer Wahl.

Avo-Gemüse-Wraps mit Topping

KOCHZEIT: 10 MIN. | ERGIBT: 4 PORTIONEN

Zutaten:

1 Esslöffel kaltgepresstes Avocadoöl

1 Zucchini, gewürfelt

1 kleine Schalotte, gewürfelt

15,5 oz. Pinto-Bohnen in Dosen, abgetropft und gespült

1\2 Teelöffel gemahlener Kreuzkümmel

1\2 Teelöffel weißer Pfeffer

1\2 Teelöffel koscheres Salz

1 kleiner Kohlkopf, gerieben

1 große Avocado, gewürfelt

4 große Maiswickel

1\2 Tasse frische Korianderblätter, gehackt

Wegbeschreibung:

1. Das Öl in einer großen Pfanne auf mittlerer Stufe erhitzen. Wenn das Öl schön heiß ist, die Zucchini und die Schalotten 5-7 Minuten braten, bis das Gemüse weich ist. Gelegentlich umrühren, damit nichts anbrennt. Die Bohnen, den Kreuzkümmel, den Pfeffer und das Salz 1-2 Minuten lang unterrühren, bis die Bohnen durcherhitzt sind.
2. In einer mittelgroßen Schüssel den Kohl und die gewürfelte Avocado vermengen.
3. Die Wraps auf einer sauberen Unterlage auslegen. Die Bohnenmischung auf die Wraps verteilen und mit Kohl und Avocado belegen. Die Wraps vor dem Servieren mit den frischen Korianderblättern garnieren.

Kurzer Tipp:

Übrig gebliebene Wraps können in einem luftdichten Behälter bis zu 2 Tage im Kühlschrank aufbewahrt werden. Die Wraps können auch bis zu 2 Monate lang in Alufolie eingefroren werden. Die gefrorenen Wraps im Ofen 10-15 Minuten bei 350°F aufwärmen.

Suppen und Eintöpfe

Einfache Zwiebel-Pilz-Suppe

KOCHZEIT: 30 MIN. | ERGIBT: 4 PORTIONEN

Zutaten:

2 Esslöffel natives Olivenöl extra

4 Teelöffel zerdrückter Knoblauch

1 Schalotte, in dünne Scheiben geschnitten

4 Tassen Champignons, in Scheiben geschnitten

Prise koscheres Salz

1 ganzes Lorbeerblatt

3 frische Thymianzweige

6 Tassen Rinderknochenbrühe

1 Tasse ungesüßte Kokosnussmilch mit vollem Fettgehalt

Wegbeschreibung:

1. Erhitzen Sie das Olivenöl in einem großen Topf bei mittlerer Hitze. Wenn das Öl schön heiß ist, den Knoblauch, die Schalotten und die Pilze 10 Minuten lang anbraten, bis die Schalotten glasig werden und die Pilze sich dunkel verfärben. Eine große Prise Salz, das Lorbeerblatt, den Thymian und die Rinderknochenbrühe einrühren. Die Hitze auf ein leichtes Köcheln reduzieren. Einen Deckel auf den Topf setzen und 20 Minuten lang kochen, dabei regelmäßig umrühren, damit nichts anbrennt.
2. Die Kräuter entsorgen, bevor die Kokosmilch untergerührt wird.
3. Verwenden Sie einen Stabmixer, um die Suppe im Topf zu pürieren.
4. Die heiße Suppe in Schüsseln füllen und servieren.

Kurzer Tipp:

Reste können in einem luftdicht verschlossenen Behälter bis zu 4 Tage im Kühlschrank aufbewahrt werden.

Mexikanisch Gewürzte Hühnersuppe

KOCHZEIT: 6-8 STUNDEN | ERGIBT: 6 PORTIONEN

Zutaten:

1 Teelöffel koscheres Salz

1\2 Teelöffel weißer Pfeffer

2 Teelöffel süßer geräucherter Paprika

2 Teelöffel gemahlener Kreuzkümmel

1 Esslöffel Chilipulver

1\4 Tasse frische Korianderblätter, gehackt (extra zum Garnieren)

2 Tassen Hühnerbrühe

1 Esslöffel frisch gepresster Limettensaft (extra zum Servieren)

2 Teelöffel zerdrückter Knoblauch

2 Paprikaschoten, gewürfelt

1 1\2 Tassen gefrorener Mais

14,5 oz. feuergeröstete Tomaten

15 oz. schwarze Schildkrötenbohnen aus der Dose, abgetropft und abgespült

1 1\2 Pfund Hühnerbrüste ohne Knochen, ohne Haut

Avocado, gewürfelt, zum Servieren

Wegbeschreibung:

1. Salz, Pfeffer, Paprika, Kreuzkümmel, Chilipulver, Korianderblätter, Brühe, Limettensaft, Knoblauch, Paprika, Mais, Tomaten und schwarze Bohnen in einem großen Kochtopf vermischen. Wenn alle Zutaten gut vermischt sind, die Hühnerbrüste einrühren. Den Deckel auf den Herd setzen und auf niedriger Stufe 6-8 Stunden kochen, bis das Huhn gar ist.
2. Wenn das Hähnchen richtig gar ist, das Fleisch mit einem scharfen Messer zerkleinern.
3. Die Suppe mit Avocadoscheiben und Korianderblättern garnieren und mit ein paar zusätzlichen Spritzern Limettensaft servieren.

Marokkanisch Gewürzter Linseneintopf

KOCHZEIT: 25-30 MIN. | ERGIBT: 6 PORTIONEN

Zutaten:

2 Pfund russische Kartoffeln, geschält und geviertelt
3 Esslöffel kaltgepresstes Avocadoöl
2 Stangen Staudensellerie, gewürfelt
1 kleine Schalotte, gewürfelt
3 mittelgroße Möhren, geschält und gewürfelt
4 Teelöffel zerdrückter Knoblauch
1\2 Teelöffel weißer Pfeffer (geteilt)
2 Teelöffel koscheres Salz (geteilt)
3\4 Teelöffel gemahlener Zimt
1 Teelöffel gemahlene Gelbwurzel
1 1\2 Teelöffel gemahlener Kreuzkümmel
2 Esslöffel süßer geräucherter Paprika
4 Tassen Gemüsebrühe
1 1\4 Tassen rote Linsen
1 Tasse Spinat
2 Esslöffel frisch gepresster Zitronensaft
1\2 Tasse Kokosnusscreme
2 Esslöffel Ghee
1 Teelöffel Backpulver
3-5 Esslöffel Mandelmilch
Frische Korianderblätter, gehackt, zum Garnieren

Wegbeschreibung:

1. Die Kartoffeln in einen großen Topf mit Wasser geben und bei starker Hitze kochen, bis die Kartoffeln weich sind, etwa 15-18 Minuten.
2. Während die Kartoffeln kochen, das Avocadoöl in einem großen Topf erhitzen. Wenn das Öl schön heiß ist, den Sellerie, die Schalotten und die Karotten 5 Minuten lang anbraten oder bis die Schalotten glasig sind und die Karotten anfangen, weich zu werden. Den Knoblauch 1 Minute lang einrühren, damit sich die Aromen vermischen. Die Hälfte des Pfeffers, die Hälfte des Salzes, Zimt, Kurkuma, Kreuzkümmel und Paprika einrühren, bis alle Gewürze gut eingearbeitet sind.
3. Die Brühe in den Topf gießen und den Boden ablöschen, indem man unter Rühren alle am Topfboden haftenden Speisereste herauskratzt. Die Linsen zugeben und umrühren. Wenn die Brühe zu kochen beginnt, die Hitze auf

mittlere bis niedrige Stufe reduzieren und bei geschlossenem Topfdeckel 10-12 Minuten köcheln lassen, bis die Linsen weich sind. Den Spinat und den Zitronensaft hinzufügen und 2-3 Minuten lang rühren, bis der Spinat sich verkleinert hat.

4. Wenn die Kartoffeln gar sind, das Wasser über der Spüle abgießen und die Kartoffeln in eine große Rührschüssel geben. Mit einer Gabel zerdrücken und die Kokosnusscreme, das Ghee sowie das restliche Salz und den Pfeffer unterrühren. Das Backpulver einrühren und dann die Mandelmilch, jeweils 1 Esslöffel, hinzufügen, bis die gewünschte Konsistenz des Pürees erreicht ist.
5. Servieren Sie den Eintopf auf einem Bett aus Kartoffelpüree, und garnieren Sie ihn mit frischen Korianderblättern.

Nudelsuppe nach asiatischer Art

KOCHZEIT: 20 MIN. | ERGIBT: 4 PORTIONEN

Zutaten:

2 große Eier aus Freilandhaltung, gekühlt
1 Esslöffel natives Olivenöl extra
3 Esslöffel rote Currypaste
2 Teelöffel frischer Ingwer, gerieben
3 Teelöffel zerdrückter Knoblauch
2 Baby-Bok Choy, das Weiße und das Grüne getrennt
2 mittelgroße Möhren, in dünne Scheiben geschnitten
1 Paprika, entkernt und gewürfelt
4 Tassen Gemüsebrühe
1 Teelöffel koscheres Salz
2 Teelöffel roher Wildhonig
1 Esslöffel Kokosnuss-Aminos
13,5 oz. Kokosnussmilch in Dosen
4 oz. abgepackte Fadennudeln
1 Limette, entsaften
1\4 Tasse frische Korianderblätter, gehackt
1\2 mittelgroße rote Zwiebeln, in dünne Scheiben geschnitten

Wegbeschreibung:

1. Einen Zentimeter gefiltertes Wasser in einem kleinen Topf bei starker Hitze zum Kochen bringen. Sobald das Wasser zu kochen beginnt, die gekühlten Eier hinzufügen und 6 Minuten lang zugedeckt kochen lassen. Füllen Sie eine mittelgroße Schüssel mit Eis und kaltem Wasser. Nach 6 Minuten die gekochten Eier in das Eisbad geben und zum Abkühlen beiseite stellen.
2. Erhitzen Sie das Olivenöl in einer großen Pfanne bei mittlerer Hitze. Wenn das Öl schön heiß ist, die Currypaste, den Ingwer und den Knoblauch 1-2 Minuten lang anbraten, bis sie duften. Die weißen Teile der Bok-Choi-Stiele, die Karotten und die Paprika unterrühren. Wenn das Gemüse gut eingearbeitet ist, mit der Brühe aufgießen. Die Hitze auf mittlere bis hohe Stufe erhöhen und die Brühe zum Kochen bringen. Sobald die Brühe kocht, die Hitze auf mittlere bis niedrige Stufe reduzieren und 4 Minuten lang leicht köcheln lassen, bis die Karotten weich sind.

3. Salz, Honig, Kokosnuss-Aminos und Kokosmilch unterrühren. Die grünen Teile des Bok Choy hinzufügen und 1-2 Minuten kochen, bis die Blätter kleiner werden.
4. Die Nudeln einrühren und unter Rühren 3 Minuten köcheln lassen, bis die Nudeln gar sind.
5. Die gekühlten Eier schälen und in zwei Hälften schneiden.
6. Die Nudeln mit Limettensaft, Korianderblättern, roten Zwiebeln und in Scheiben geschnittenem Ei garniert servieren.

Thailändisch Gewürzte Hühnersuppe

KOCHZEIT: 5-10 MINUTEN | ERGIBT: 4 PORTIONEN

Zutaten:

1 Esslöffel kaltgepresstes Avocadoöl

2 Teelöffel zerdrückter Knoblauch

1 1\2 Esslöffel frischer Ingwer, gerieben

2 Esslöffel grüne Currypaste

1\4 Tasse frische Korianderstängel

13,5 oz. leichte Kokosnussmilch in Dosen

1 Esslöffel frisch gepresster Limettensaft (extra zum Servieren)

1\2 Tasse gefiltertes Wasser

3 Tassen Hühnerbrühe ohne Salzzusatz

2 Tassen gekochtes Brathähnchen, zerkleinert

3 oz. rohe Fadennudeln aus braunem Reis

Frische Korianderblätter zum Garnieren

Wegbeschreibung:

1. In einem großen, gusseisernen Topf bei mittlerer Hitze das Avocadoöl erhitzen. Wenn das Öl schön heiß ist, den Knoblauch und den Ingwer 1-2 Minuten lang anbraten. Die Currypaste für 1 weitere Minute einrühren. Korianderstängel, Kokosmilch, Limettensaft, Wasser und Brühe einrühren. Die Sauce 10 Minuten lang unter Rühren köcheln lassen.
2. Das zerkleinerte Hühnerfleisch und die Nudeln hinzufügen und 3 Minuten köcheln lassen, bis die Nudeln den gewünschten Gargrad erreicht haben.
3. Die Suppe in Schalen füllen und mit den frischen Korianderblättern und dem zusätzlichen Limettensaft servieren.

Paprika-Reis-Suppe

KOCHZEIT: 5-6 STUNDEN | ERGIBT: 8 PORTIONEN

Zutaten:

1 1\2 Esslöffel natives Avocadoöl extra

1 kleine Schalotte, gewürfelt

3 Teelöffel zerdrückter Knoblauch

4 Tassen Rinderbrühe

1 lb. Rinderhackfleisch

1\4 Teelöffel weißer Pfeffer

1 Teelöffel koscheres Salz

1 Teelöffel getrockneter Dill

1 Teelöffel getrockneter Oregano

1 Teelöffel süßer geräucherter Paprika

2 Tassen langkörniger brauner Reis

14,5 oz. gewürfelte Tomaten in Dosen, mit dem Saft

14,4 oz. Tomatensauce in Dosen

1 grüne Paprika, entkernt und gewürfelt

Wegbeschreibung:

1. Das Avocadoöl in einer großen Pfanne bei mittlerer bis hoher Hitze erhitzen. Wenn das Öl schön heiß ist, die Schalotten 3-4 Minuten braten, bis sie glasig werden. Den Knoblauch 1-2 Minuten lang unterrühren, damit sich die Aromen vermischen. Mit der Brühe ablöschen und das Rindfleisch unter Rühren 3-5 Minuten lang anbraten, bis das Fleisch gar ist.
2. Das Rindfleisch in einen großen Kochtopf geben und Pfeffer, Salz, Dill, Oregano, Paprika, Reis, Tomatenwürfel, Tomatensauce und Paprika unterrühren.
3. Setzen Sie einen Deckel auf den Herd und kochen Sie ihn 5-6 Stunden auf niedriger Stufe.
4. Die Suppe in Schüsseln füllen und heiß servieren.

Schildkröten-Bohnen-Koriander-Suppe

KOCHZEIT: 15-20 MIN. | ERGIBT: 4 PORTIONEN

Zutaten:

1 Esslöffel Avocadoöl
1 Tasse Schalotten, fein gehackt
1 Teelöffel gemahlener Kreuzkümmel
2 Teelöffel zerdrückter Knoblauch
1\2 Teelöffel koscheres Salz
1\2 Teelöffel weißer Pfeffer
3 Tassen Gemüsebrühe ohne Salzzusatz
3\4 Tasse gekühlte frische Salsa
15 oz. schwarze Schildkrötenbohnen in Dosen ohne Salzzusatz, abgetropft und abgespült
1 Esslöffel frisch gepresster Limettensaft
2 Esslöffel frische Korianderblätter, gehackt
1\2 Tasse Kürbispüree aus der Dose

Wegbeschreibung:

1. In einem großen Topf bei mittlerer Hitze das Avocadoöl erhitzen. Wenn das Öl schön heiß ist, die Schalotten 4-5 Minuten lang anbraten, bis sie weich und glasig werden. Kreuzkümmel und Knoblauch einrühren und die Aromen 1 Minute lang einwirken lassen. Salz, Pfeffer, Brühe, Salsa und Bohnen einrühren. Wenn die Brühe zu kochen beginnt, die Hitze reduzieren, um die Suppe 10 Minuten lang sanft köcheln zu lassen, oder bis sie anfängt, einzudicken. Den Topf gelegentlich umrühren, damit nichts anbrennt.
2. Den Limettensaft, die Korianderblätter und den pürierten Kürbis unterrühren. Die Hälfte der Suppe in einen Hochleistungsmixer geben und auf höchster Stufe pürieren, bis eine klumpenfreie Mischung entsteht. Eventuell den Deckel des Mixers abdecken, um Spritzer und Verbrennungen durch den Dampf zu vermeiden.
3. Die glatte Suppe zurück in den Topf schöpfen und umrühren, damit sie sich verbindet. Wenn die Suppe richtig durcherhitzt ist, in Schüsseln schöpfen und servieren.

Leckere Mangold-Tomatensuppe

KOCHZEIT: 20 MIN. | ERGIBT: 6 PORTIONEN

Zutaten:

1 Esslöffel kaltgepresstes Avocadoöl
1 Schalotte, fein gewürfelt
3\4 Teelöffel Himalayasalz (geteilt)
6 Tassen Gemüsebrühe ohne Salzzusatz
1 frischer Zweig Rosmarin
15 oz. Marinebohnen in Dosen ohne Salzzusatz, abgetropft und gespült
1 Esslöffel Tomatenmark
26,5 oz. verpackte Tomaten
3 Teelöffel zerdrückter Knoblauch
1\2 Tasse gefiltertes Wasser
1\2 Tasse ganze rohe Cashews
2 Esslöffel Balsamico-Essig
1\3 Tasse frische Basilikumblätter, gehackt
2 Tassen frischer Mangold

Wegbeschreibung:

1. In einem großen Topf bei mittlerer Hitze das Avocadoöl erhitzen. Wenn das Öl schön heiß ist, die Schalotten 4 Minuten lang anbraten, bis sie weich sind. 1\2 Teelöffel Salz, die Gemüsebrühe, den Rosmarin, die Bohnen, das Tomatenmark, die Tomaten und den Knoblauch einrühren. Wenn die Suppe zu kochen beginnt, die Hitze reduzieren und 15 Minuten köcheln lassen, dabei regelmäßig umrühren, damit nichts anbrennt.
2. Wasser und Cashews in einer mikrowellengeeigneten Schüssel verrühren. Die Cashews in der Mikrowelle 3 Minuten lang auf höchster Stufe erhitzen. Das Wasser wegschütten. Die erhitzten Cashewkerne in den Topf geben.
3. Die frischen Kräuter entsorgen, bevor die Suppe mit einem Stabmixer püriert wird. Das restliche Salz, den Essig, das Basilikum und den Mangold hinzufügen und umrühren. Die Suppe 2 Minuten lang unter Rühren kochen, oder bis der Mangold sich verkleinert hat.
4. Die Suppe in Schüsseln füllen und heiß servieren.

Thai-Inspirierte Krabbensuppe

KOCHZEIT: 45 MIN. | ERGIBT: 4 PORTIONEN

Zutaten:

1 Zentimeter frischer Ingwer, geschält
1 frischer Zitronengrasstängel, äußere Schichten entfernt
2 Esslöffel frisch gepresster Limettensaft
1 Limette, geschält
4 Tassen Hühnerknochenbrühe
1 Tasse Champignons, in Scheiben geschnitten
2 Esslöffel frische Korianderblätter, gehackt
1 Teelöffel reiner Ahornsirup
1 Esslöffel Fischsauce
1 Tasse ungesüßte Kokosnussmilch mit vollem Fettgehalt
1 Pfund Garnelen, geschält und entdarmt

Wegbeschreibung:

1. Ingwer und Zitronengras mit einem Messerrücken leicht zerdrücken, um die Aromen freizusetzen. Schneiden Sie das Zitronengras in 5 cm lange Stücke.
2. In einem großen Topf bei mittlerer Hitze den Ingwer, das Zitronengras, den Limettensaft, die Limettenschale und die Hühnerbrühe zum Kochen bringen. Sobald die Brühe kocht, die Hitze reduzieren und 10 Minuten köcheln lassen, dabei gelegentlich umrühren, damit nichts anbrennt. Nach 10 Minuten den Ingwer und das Zitronengras sowie alle an der Oberfläche schwimmenden Stücke wegwerfen.
3. Die Pilze einrühren und 25 Minuten köcheln lassen. Korianderblätter, Sirup, Fischsauce, Kokosmilch und Garnelen hinzufügen und 4-5 Minuten braten, bis die Garnelen rot werden. Die Garnelen nicht überkochen.
4. Die Suppe in Schüsseln füllen und sofort servieren.

Kurzer Tipp:

Reste können in einem luftdicht verschlossenen Behälter bis zu 4 Tage im Kühlschrank aufbewahrt werden.

Herzhafter Curry-Kichererbseneintopf

KOCHZEIT: 45 MIN. | ERGIBT: 5 PORTIONEN

Zutaten:

2 Esslöffel kaltgepresstes Avocadoöl
1 mittelgroße Schalotte, gewürfelt
1 Zentimeter frischer Ingwer, gerieben
2 Teelöffel zerdrückter Knoblauch
1\2 Teelöffel koscheres Salz
1 Teelöffel weißer Pfeffer
1 Teelöffel gemahlene Gelbwurzel
15,5 Unzen Kichererbsen aus der Dose, abgetropft und abgespült
2 Tassen Gemüsebrühe
15 oz. Kokosnussmilch aus der Dose
1 Bund Mangold

Wegbeschreibung:

1. Das Avocadoöl in einem großen, gusseisernen Topf bei mittlerer Hitze erhitzen. Wenn das Öl schön heiß ist, die Schalotten 4 Minuten lang anbraten, bis sie glasig werden.
2. Ingwer und Knoblauch unterrühren und die Aromen 2-4 Minuten lang vermischen lassen. Sie können den Topf ablöschen, indem Sie jeweils 1 Teelöffel Wasser hinzufügen und die Speisen mit einem Holzlöffel vom Boden schaben, wenn sie zu sehr anhaften.
3. Salz, Pfeffer, Kurkuma und Kichererbsen unterrühren und 5-7 Minuten kochen, bis die Kichererbsen eine knusprige, goldene Schicht bekommen.
4. Die Brühe und die Kokosmilch einrühren. Sobald der Eintopf zu kochen beginnt, die Hitze reduzieren, um ihn 30-35 Minuten sanft köcheln zu lassen, oder bis er eindickt. In regelmäßigen Abständen umrühren, damit nichts anbrennt.
5. Den Mangold 3-6 Minuten unterrühren, bis sich die Blätter verkleinern.
6. Lassen Sie den Eintopf vor dem Servieren einige Minuten ziehen.

Kurzer Tipp:

Die Reste können in einem luftdichten Behälter bis zu 5 Tage im Kühlschrank aufbewahrt oder bis zu 3 Monate eingefroren werden. Zum Wiederaufwärmen den Eintopf über Nacht auftauen lassen und 2-3 Minuten auf höchster Stufe in der Mikrowelle erwärmen.

Gebratene Winterkürbissuppe

KOCHZEIT: 35 MIN. | ERGIBT: 4 PORTIONEN

Zutaten:

4 Knoblauchzehen, gehackt
1 kleine Schalotte, gewürfelt
1 mittelgroßer Winterkürbis, geschält, entkernt und gewürfelt
1\4 Tasse Sonnenblumenöl
Koscheres Salz
3 Tassen Hühnerknochenbrühe
1 Teelöffel gemahlener Zimt
1 Tasse ungesüßte Kokosnussmilch mit vollem Fettgehalt

Wegbeschreibung:

1. Eine große, mit einem Rand versehene Backform mit Backpapier auslegen und den Ofen auf 400°F vorheizen, wobei das Drahtgestell in der Mitte des Ofens stehen sollte.
2. In einer großen Schüssel den Knoblauch, die Schalotten, den Kürbis und das Sonnenblumenöl miteinander vermengen. Die Schüssel nach Belieben mit Salz würzen. Das Gemüse auf dem vorbereiteten Backblech verteilen und im Ofen 25-30 Minuten backen, oder bis der Kürbis gabelzart ist.
3. Inzwischen die Brühe in einem großen Topf bei mittlerer Hitze zum Kochen bringen. Wenn die Brühe zu kochen beginnt, die Hitze reduzieren, um sie leicht köcheln zu lassen. Wenn der Kürbis weich ist, den Inhalt des Topfes in die Brühe kippen und 5 Minuten lang umrühren.
4. Verwenden Sie einen Stabmixer, um die Suppe im Topf zu pürieren.
5. Zimt und Kokosmilch unterrühren. Die Suppe abschmecken und bei Bedarf mehr Salz hinzufügen.
6. Wenn die Suppe zu dickflüssig ist, können Sie zusätzliche Knochenbrühe hinzufügen, bis die Suppe die gewünschte Konsistenz hat.
7. Die Suppe in Schüsseln füllen und warm servieren.

Kurzer Tipp:

Übrig gebliebene Suppenreste können in einem luftdicht verschlossenen Behälter bis zu 4 Tage im Kühlschrank aufbewahrt oder bis zu 3 Monate eingefroren werden.

Karamellisierte Zwiebelsuppe

KOCHZEIT: 40 MIN. | ERGIBT: 4 PORTIONEN

Zutaten:

1\4 Tasse kaltgepresstes Avocadoöl
2 weiße Zwiebeln, in dünne Scheiben geschnitten
2 gelbe Zwiebeln, in dünne Scheiben geschnitten
1 Teelöffel Kokosblütenzucker
2 frische Thymianzweige
2 ganze Lorbeerblätter
2 Esslöffel Pfeilwurzelstärke
6 Tassen Rinderknochenbrühe
Koscheres Salz
Weißer Pfeffer

Wegbeschreibung:

1. In einem großen, gusseisernen Topf das Avocadoöl bei mittlerer Hitze erhitzen. Die Zwiebeln, den Kokosblütenzucker, den Thymian und die Lorbeerblätter hinzufügen und 4 Minuten lang braten, bis die Zwiebeln glasig werden. Einen Deckel auf den Topf legen und die Zwiebeln 20 Minuten lang karamellisieren lassen, dabei regelmäßig umrühren, damit sie nicht anbrennen.
2. Die Pfeilwurzelstärke über die karamellisierten Zwiebeln träufeln und die Rinderbrühe vorsichtig einrühren. Den Deckel wieder auf den Topf setzen und weitere 20 Minuten köcheln lassen, dabei regelmäßig umrühren.
3. Die frischen Kräuter entsorgen und die Suppe mit Salz und Pfeffer abschmecken.

Kurzer Tipp:

Reste können in einem luftdicht verschlossenen Behälter bis zu 4 Tage im Kühlschrank aufbewahrt werden.

Rindfleisch-Gemüse-Eintopf

KOCHZEIT: 35 MIN. | ERGIBT: 4 PORTIONEN

Zutaten:

4 Esslöffel kaltgepresstes Olivenöl (geteilt)
Koscheres Salz
1 1\2 Pfund Rindergulasch, trocken getupft
1\4 Tasse Karotten, fein gehackt
1 Schalotte, fein gewürfelt
1\2 Tasse Staudensellerie, fein gehackt
1 Tasse Steinpilze, in Scheiben geschnitten
4 Teelöffel zerdrückter Knoblauch
1 Teelöffel getrockneter Thymian
1 Teelöffel getrockneter Oregano
1 Esslöffel frische Petersilie, fein gehackt
6 Tassen Rinderknochenbrühe

Wegbeschreibung:

1. In einer großen Schüssel mit sauberen Händen eine große Prise Salz in das Fleisch einmassieren.
2. 2 Esslöffel des Öls in einem großen Topf bei mittlerer Hitze erhitzen. Wenn das Öl schön heiß ist, das gewürzte Fleisch etwa 4 Minuten lang anbraten, bis es schön gebräunt ist. Braten Sie das Fleisch schubweise, wenn nicht alles in den Topf passt. Kratzen Sie das gebratene Fleisch in eine Schüssel und stellen Sie es beiseite.
3. Die restlichen 2 Esslöffel Öl in demselben Topf bei mittlerer Hitze erhitzen. Wenn das Öl schön heiß ist, die Karotten, Schalotten, den Sellerie und die Pilze 4 Minuten lang anbraten, bis die Pilze eine dunkle Farbe annehmen. Den zerdrückten Knoblauch für 1 weitere Minute unterrühren, damit sich die Aromen vermischen.
4. Das gekochte Rindfleisch zusammen mit dem Thymian, dem Oregano, der Petersilie und der Rinderbrühe zurück in den Topf schaben. Wenn die Brühe zu kochen beginnt, die Hitze reduzieren, um den Eintopf bei geschlossenem Topfdeckel 20 Minuten lang sanft köcheln zu lassen. Den Eintopf in regelmäßigen Abständen umrühren, damit er nicht anbrennt.
5. Sofort servieren.

Kurzer Tipp:

Reste können in einem luftdicht verschlossenen Behälter im Kühlschrank höchstens 4 Tage aufbewahrt oder bis zu 3 Monate eingefroren werden.

Italienische Spinatsuppe

KOCHZEIT: 30 MIN. | ERGIBT: 4 PORTIONEN

Zutaten:

2 Esslöffel natives Olivenöl extra
1 Schalotte, fein gewürfelt
2 Teelöffel getrockneter Oregano
1 Teelöffel koscheres Salz
4 Teelöffel zerdrückter Knoblauch
3 Möhren, in dünne Scheiben geschnitten
3 Stangen Staudensellerie, fein gehackt
1 1\2 Pfund Schweinehackfleisch
6 Tassen Hühnerknochenbrühe
1 Tasse grob gehackter Spinat

Wegbeschreibung:

1. Erhitzen Sie das Olivenöl in einem großen Topf bei mittlerer bis hoher Hitze. Wenn das Öl schön heiß ist, die Schalotten, den Oregano, das Salz, den Knoblauch, die Karotten und den Sellerie darin 5 Minuten lang anbraten oder bis das Gemüse weich ist.
2. Das Schweinehackfleisch einrühren und 5-8 Minuten kochen, bis das Fleisch schön braun ist.
3. Die Brühe in den Topf gießen und umrühren, damit sie sich verbindet. Wenn die Brühe zu kochen beginnt, die Hitze reduzieren, um sie 20 Minuten lang leicht köcheln zu lassen. Nach 20 Minuten den Spinat hinzugeben und noch einige Minuten köcheln lassen, bis die Blätter verwelkt sind. Bei Bedarf mit zusätzlichem Salz abschmecken.
4. Die Suppe heiß servieren.

Kurzer Tipp:

Reste können in einem luftdicht verschlossenen Behälter im Kühlschrank höchstens 4 Tage aufbewahrt oder 3 Monate eingefroren werden.

Vietnamesische Rindfleischsuppe

KOCHZEIT: 20 MIN. | ERGIBT: 6 PORTIONEN

Zutaten:

4 Teelöffel zerdrückter Knoblauch

1 ganze Zimtstange

6 Zoll frischer Ingwer, geschält und der Länge nach halbiert

7 oz. abgepackte Shirataki-Nudeln

10 Tassen Rinderknochenbrühe

1\4 Tasse Fischsauce

2 Teelöffel reiner Ahornsirup

1 Teelöffel koscheres Salz

1\4 Tasse ganze Thai-Basilikumblätter

1\4 Tasse Korianderblätter, gehackt

2 Frühlingszwiebeln, fein gehackt

1 Pfund rohes Flankensteak, fein gegen die Faser geschnitten

1 Limette, in 6 Spalten geschnitten

Wegbeschreibung:

1. Knoblauch, Zimt, Ingwer, Nudeln, Brühe, Fischsauce, Sirup und Salz in einem großen Topf bei mittlerer Hitze verrühren. Wenn die Brühe zu kochen beginnt, die Hitze reduzieren, um ein sanftes Köcheln aufrechtzuerhalten, und 20 Minuten lang zugedeckt kochen, dabei regelmäßig umrühren.
2. Ingwer, Zimt und alle kleinen Stücke, die an der Oberfläche schwimmen, wegwerfen.
3. Basilikumblätter, Korianderblätter, Frühlingszwiebeln, Steak und Nudeln auf 6 Servierschüsseln verteilen. Löffeln Sie die heiße Suppe über alles in den Schüsseln; das Steak wird in der Suppe garen.
4. Servieren Sie die Schüsseln heiß mit den Limettenspalten an der Seite.

Kurzer Tipp:

Reste können in einem luftdicht verschlossenen Behälter bis zu 4 Tage im Kühlschrank aufbewahrt werden.

Ingwer-Karotten-Kurkuma-Suppe

KOCHZEIT: 40 MIN. | ERGIBT: 5 PORTIONEN

Zutaten:

2 Esslöffel kaltgepresstes Avocadoöl

1 kleine Schalotte, gewürfelt

1 Tasse Winterkürbis, gewürfelt

4 mittelgroße Möhren, gehackt

1 Esslöffel gemahlene Kurkuma

1 Zentimeter frischer Ingwer, gerieben

1 Teelöffel Himalayasalz

1 Teelöffel weißer Pfeffer

13,5 oz. Kokosnussmilch in Dosen

3 Tassen Gemüsebrühe

1\3 Tasse frische Petersilienblätter, gehackt

Wegbeschreibung:

1. Erhitzen Sie das Öl in einem großen Topf bei mittlerer Hitze. Wenn das Öl schön heiß ist, die Schalotten, den Kürbis und die Karotten anbraten, bis das Gemüse weich ist und die Schalotten glasig werden.
2. Kurkuma, Ingwer, Salz und Pfeffer 2 Minuten lang einrühren, damit sich die Aromen vermischen. Die Kokosmilch und die Brühe hinzugeben und umrühren, damit sie sich verbinden. Wenn die Suppe zu kochen beginnt, die Hitze auf ein leichtes Köcheln reduzieren und 20 Minuten zugedeckt kochen lassen. Den Topf in regelmäßigen Abständen umrühren, damit nichts anbrennt.
3. Wenn das gesamte Gemüse gabelweich ist, die Suppe im Topf mit einem Stabmixer pürieren.
4. Die heiße Suppe in Schüsseln füllen und mit den Petersilienblättern garniert servieren.

Kurzer Tipp:

Übrig gebliebene Reste können in einem luftdichten Behälter bis zu 4 Tage im Kühlschrank aufbewahrt oder bis zu 3 Monate eingefroren werden.

Snacks & Beilagen

Koriander-Limetten-Avocado-Hummus

KOCHZEIT: 0 MIN. | ERGIBT: 4 PORTIONEN

Zutaten:

3 Esslöffel gefiltertes Wasser

1\2 Teelöffel zerstoßener roter Pfeffer (optional)

1\4 Teelöffel frisch gemahlener schwarzer Pfeffer

1\4 Teelöffel Himalayasalz

1\2 Teelöffel gemahlener Kreuzkümmel

1 Teelöffel zerdrückter Knoblauch

3 Esslöffel frisch gepresster Limettensaft

1\4 Tasse frische Korianderblätter, gehackt

1 kleine reife Avocado, entkernt und geschält

2 Esslöffel natives Olivenöl extra

15 Unzen Kichererbsen in Dosen ohne Salzzusatz, abgetropft und abgespült

Wegbeschreibung:

1. Alle Zutaten in einen Hochleistungsmixer geben und auf höchster Stufe pürieren, bis eine glatte Paste entsteht. Ab und zu müssen Sie eine Pause einlegen, um die Seiten des Mixers abzuschaben. Wenn der Hummus zu dickflüssig ist, fügen Sie jeweils 1 Esslöffel gefiltertes Wasser hinzu, bis Sie die gewünschte Konsistenz erreicht haben.
2. Den Hummus in eine Servierschüssel geben und mit Frischhaltefolie abgedeckt bis zum Servieren kalt stellen.

Fladenbrot nach Griechischer Art

KOCHZEIT: 15-20 MIN. | ERGIBT: 4 PORTIONEN

Zutaten:

1\2 Teelöffel Himalayasalz (plus 1\8 Teelöffel)
1\2 Teelöffel Backpulver
1\4 Tasse geriebener Parmesankäse
1 1\2 Tassen blanchiertes Mandelmehl
1 großes Ei aus Freilandhaltung, leicht verquirlt
2 Esslöffel Mandelmilch
2 Teelöffel kaltgepresstes Olivenöl
2 Heirloom-Tomaten, in dünne Scheiben geschnitten
4 oz. Mozzarella-Käse, gerieben
1\3 Tasse frische Basilikumblätter, zerrissen
Gekaufte Balsamico-Glasur

Wegbeschreibung:

1. In einer mittelgroßen Rührschüssel 1\2 Teelöffel Salz, Backpulver, Parmesankäse und Mandelmehl verquirlen. Das Ei und die Milch einrühren, bis sich alle Zutaten verbunden haben. Mit sauberen Händen den Teig zusammenführen und 5 Minuten lang kneten, bis er glatt ist. Den Teig in zwei Hälften teilen und mit Frischhaltefolie abdecken. Den Teig 30 Minuten lang kühlen, oder bis er sich fest anfühlt.
2. Den Ofen auf 350°F vorheizen und das Drahtgestell in die Mitte des Ofens stellen. Eine große, umrandete Backform mit Kochspray bestreichen.
3. Sobald der Teig gekühlt ist und sich fest anfühlt, rollen Sie jedes Stück in eine längliche Form von etwa 1,5 cm Dicke, wobei Sie den Teig oben und unten mit fettdichtem Papier auslegen, damit er nicht klebt. Legen Sie die Teigstücke nebeneinander auf das vorbereitete Backblech und backen Sie sie im Ofen etwa 13 Minuten lang, oder bis die Ränder des Teigs knusprig werden.
4. Die Pfanne aus dem Ofen nehmen und die Brote mit einem Pinsel mit je 1 Teelöffel Öl bestreichen. Die in Scheiben geschnittenen Tomaten in einer gleichmäßigen Schicht auf dem Brot anordnen und den Mozzarella darüber streuen, dabei etwa einen Zentimeter des Brotes am Rand offen lassen, um einen Rand zu bilden.
5. Das Blech wieder für 4-6 Minuten in den Ofen schieben, damit der Käse schmilzt. Das heiße Brot mit dem restlichen Salz würzen. Vor dem Servieren mit frischen Basilikumblättern und Balsamico-Glasur garnieren.
6. Heiß servieren.

Schokoladige Erdnussbutter-Häppchen

KOCHZEIT: 0 MIN. | ERGIBT: 24 PORTIONEN

Zutaten:

3\4 Teelöffel Himalayasalz
1 Esslöffel reine Vanille-Essenz
3 Esslöffel Kokosnussmilch
6 Esslöffel Kokosblütenzucker
1\2 Tasse natürliche Erdnussbutter
15 Unzen Kichererbsen in Dosen ohne Salzzusatz, abgetropft und abgespült
1 1\2 Tassen altmodische Haferflocken
2\3 Tasse dunkle Schokoladensplitter

Wegbeschreibung:

1. Salz, Vanille, Kokosmilch, Kokosblütenzucker, Erdnussbutter und Kichererbsen in einem Hochleistungsmixer auf höchster Stufe pürieren, bis eine klumpenfreie Masse entsteht. Möglicherweise sollten Sie ab und zu eine Pause einlegen, um die Seiten des Mixers abzukratzen. Dieser Vorgang sollte etwa 1-2 Minuten dauern.
2. Geben Sie nach und nach 1 Tasse Haferflocken in den Mixer, pulsieren Sie und schaben Sie die Seiten ab, bis Sie wieder einen klumpenfreien Teig haben. Kratzen Sie die Mischung in eine mittelgroße Schüssel und rühren Sie die restlichen Haferflocken und die Schokoladenstückchen ein.
3. Die Masse zu 24 etwa gleich großen Kugeln formen. Die Kugeln auf ein Backblech legen und mit Frischhaltefolie bedeckt mindestens 1 Stunde lang kühl stellen.
4. Die Erdnussbutter-Häppchen gekühlt servieren.

Kurzer Tipp:

Die Happen können auch in einem luftdichten Behälter eingefroren werden. Verwenden Sie beim Einfrieren fettdichtes Papier, um die Häppchen zu trennen. Zum Servieren die Häppchen 10 Minuten lang bei Raumtemperatur auftauen lassen.

Im Ofen Gebackene Spinat-Chips

KOCHZEIT: 15 MIN. | ERGIBT: 4 PORTIONEN

Zutaten:

2 Pfund Wirsingspinat

1\2 Teelöffel koscheres Salz

3 Esslöffel natives Olivenöl extra

Wegbeschreibung:

1. Den Ofen auf 375°F vorheizen, das Drahtgestell in die Mitte des Ofens schieben und ein großes Backblech mit Pergamentpapier auslegen.
2. Entfernen Sie mit einem scharfen Messer die Spinatstiele und schneiden Sie die größeren Blätter auf etwa die gleiche Größe zurück.
3. In einer großen Schüssel den Blattspinat mit dem Salz und dem Olivenöl vermischen, bis alle Blätter gleichmäßig bedeckt und gewürzt sind.
4. Den gewürzten Spinat auf dem vorbereiteten Backblech verteilen und im Ofen backen, bis die Blätter knusprig sind, etwa 15 Minuten.
5. Die Pommes frites vor dem Servieren auf der Theke abkühlen lassen.

Mit Schinken Umwickelte Cantaloupe-Scheiben

KOCHZEIT: 0 MIN. | ERGIBT: 4 PORTIONEN

Zutaten:

1\2 reife Cantaloupe

5 Scheiben Hickory-geräucherter Schinken

1\2 Teelöffel zerstoßener Thymian

1 Teelöffel reiner Ahornsirup

Wegbeschreibung:

1. Die Melone auf ein Schneidebrett legen und die Schale mit einem scharfen Messer entfernen. Die Melone in 2 x 2 cm dicke Streifen schneiden.
2. Schneiden Sie den Schinken in dünne Streifen und wickeln Sie jedes Melonenstück in einen Schinkenstreifen ein.
3. Die eingewickelten Cantaloupe-Scheiben auf einem Servierteller anrichten. Die Scheiben mit Thymian garnieren und mit Sirup beträufeln.
4. Servieren und genießen.

Kurzer Tipp:

Reste können in einem luftdicht verschlossenen Behälter bis zu 4 Tage im Kühlschrank aufbewahrt werden.

Gegrillte Austern mit Zitrone

KOCHZEIT: 10 MIN. | ERGIBT: 4 PORTIONEN

Zutaten:

24 frische Austern in der Schale

Flockiges Meersalz

Weißer Pfeffer

1\2 Limette, entsaftet

Wegbeschreibung:

1. Heizen Sie den Grill auf hoher Stufe vor.
2. Die Austern mit der flachsten Seite auf den Grill legen und 5-10 Minuten garen, bis sie sich öffnen.
3. Die obere Hälfte jeder Austernschale aufbrechen, so dass die Austern in der unteren Hälfte verbleiben.
4. Die gegrillten Austern auf eine Servierplatte legen. Die Austern nach Belieben mit Salz und Pfeffer würzen. Den Limettensaft gleichmäßig über die Austern träufeln und sofort servieren.

Kurzer Tipp:

Entsorgen Sie Austern, die sich vor dem Kochen geöffnet haben, denn das bedeutet, dass sie nicht genießbar sind.

Koriander-Limetten-Schildkrötenbohnen

KOCHZEIT: 10 MIN. | ERGIBT: 5 PORTIONEN

Zutaten:

1 Esslöffel natives Olivenöl extra

1 ganze Knoblauchzehe, zerdrückt

15,5 oz. schwarze Schildkrötenbohnen in Dosen, abgetropft und gespült

1\2 Teelöffel koscheres Salz

1\3 Teelöffel weißer Pfeffer

1 Teelöffel gemahlener Kreuzkümmel

1 Limette, entsaften

Wegbeschreibung:

1. Das Olivenöl in einem kleinen Topf bei mittlerer Hitze erhitzen. Wenn das Öl schön heiß ist, den Knoblauch 1-3 Minuten braten, bis er duftet und schön geröstet ist.
2. Die Bohnen, Salz, Pfeffer, Kreuzkümmel und Limettensaft unterrühren. Die Bohnen 4-6 Minuten kochen, bis sie gar sind, dabei regelmäßig umrühren. Wenn Sie das Gericht abwechslungsreich gestalten möchten, zerdrücken Sie einen Teil der Bohnen mit einer Gabel in der Soße.
3. Lassen Sie die Bohnen vor dem Servieren etwas abkühlen.

Kurzer Tipp:

Reste können in einem luftdicht verschlossenen Behälter bis zu 5 Tage im Kühlschrank aufbewahrt werden.

In Honig Getauchte Rosmarin-Pekannüsse

KOCHZEIT: 20 MINUTEN | ERGIBT: 4-8 PORTIONEN

Zutaten:

1 Esslöffel roher Wildhonig

1 Esslöffel Sonnenblumenöl

1 Esslöffel frische Rosmarinblätter, fein gehackt

2 Tassen ungesalzene Pekannusshälften

1\8 Teelöffel Cayennepfeffer

3\4 Teelöffel Himalayasalz

Wegbeschreibung:

1. Ein großes, umrandetes Backblech mit Alufolie auslegen. Die Alufolie mit einer leichten Schicht Backspray bestreichen und den Ofen auf 325°F vorheizen, wobei das Drahtgestell in der Mitte des Ofens stehen sollte.
2. In einer kleinen Glasschüssel den Honig, das Sonnenblumenöl und die Rosmarinblätter vermischen. In der Mikrowelle 10 Sekunden lang auf höchster Stufe erhitzen, bis die Mischung die Konsistenz von Nieselregen hat.
3. In einer mittelgroßen Schüssel die Pekannusshälften mit der Honigmischung schwenken, bis alle Nüsse gleichmäßig überzogen sind.
4. Die beschichteten Pekannüsse auf dem vorbereiteten Backblech verteilen und gleichmäßig mit Cayennepfeffer und Salz bestreuen.
5. Im Ofen 20 Minuten backen, bis die Beschichtung hart wird und die Nüsse schön geröstet sind.
6. Vor dem Servieren vollständig abkühlen lassen.

Kurzer Tipp:

Abgekühlte Nüsse können in einem luftdicht verschlossenen Behälter höchstens 1 Woche im Schrank aufbewahrt werden.

Nachspeisen

Kürbisgewürzte Käsetorte

KOCHZEIT: 0 MIN. | ERGIBT: 16 PORTIONEN

Zutaten:

2 Tassen rohe, ungesalzene Cashewnüsse
2 Tassen leicht geröstete Pekannüsse
1 1\4 Tassen entsteinte Datteln
1\4 Teelöffel koscheres Salz (plus 1\2 Teelöffel)
1 Esslöffel gefiltertes Wasser
1\8 Teelöffel gemahlene Muskatnuss
1\4 Teelöffel gemahlene Nelken
1\2 Teelöffel gemahlener Ingwer
1 1\2 Teelöffel gemahlener Zimt
2 Teelöffel reine Vanille-Essenz
1 Esslöffel Melasse
1\4 Tasse Kokosnussöl, geschmolzen und leicht abgekühlt
1\3 Tasse roher Wildhonig
1\3 Tasse Kürbispüree aus der Dose
1\2 Tasse Kokosnusscreme aus der Dose

Wegbeschreibung:

1. Die Cashews in einer großen Schüssel mit einigen Zentimetern gefiltertem Wasser bedecken. Die Schüssel mit Frischhaltefolie verschließen und über Nacht oder 8-12 Stunden lang kühl stellen.
2. Ein großes, umrandetes Backblech mit Backpapier auslegen.
3. Pekannüsse, Datteln und 1\4 Teelöffel Salz in einem Mixer 1-2 Minuten lang pulsieren, bis die Zutaten zu einem klebrigen Teig zusammenkommen. Wenn der Teig nicht ganz zusammenläuft, das gefilterte Wasser hinzufügen und so lange pulsieren, bis er zusammenläuft. Kratzen Sie den Teig in einer gleichmäßigen Schicht auf das vorbereitete Backblech. Drücken Sie den Teig mit den Fingern oder einem Offset-Spatel in das Blech. Der Boden eines sauberen Glases eignet sich noch besser.
4. Die Cashewnüsse in einem Sieb über dem Spülbecken abtropfen lassen.

5. In einem sauberen Mixer die abgetropften Cashews, das restliche Salz, die Muskatnuss, die Nelken, den Ingwer, den Zimt, die Vanille, die Melasse, das Kokosnussöl, den Honig, das Kürbispüree und die Kokosnusscreme pürieren, bis ein glatter Teig ohne sichtbare Nussstücke entsteht. Dies sollte in einem Hochleistungsmixer 1-2 Minuten dauern.
6. Die Mischung auf die Dattelkruste auf dem Backblech schaben und die Oberfläche mit einem Spachtel glatt streichen. Klopfen Sie das Blech vorsichtig auf die Arbeitsfläche, um eingeschlossene Luft herauszulassen. Legen Sie das Blech auf einer ebenen Fläche für 2 1\2 Stunden in den Gefrierschrank, oder bis der Käsekuchen vollständig fest geworden ist.
7. Schneiden Sie den Kuchen in 16 Stücke und servieren Sie ihn.

Butterige Früchte mit Honig

KOCHZEIT: 0 MIN. | ERGIBT: 8 PORTIONEN

Zutaten:

3 Esslöffel Mandelbutter

1 Tasse normaler griechischer Joghurt

1 Esslöffel roher Wildhonig

1\3 Teelöffel gemahlener Zimt

2 Tassen frische Erdbeeren

2 feste Bananen, in der Mitte halbiert

Wegbeschreibung:

1. Ein großes, umrandetes Backblech mit Backpapier auslegen.
2. In einer großen Schüssel die Butter, den Joghurt, den Honig und den Zimt miteinander verquirlen.
3. Tauchen Sie die Früchte in die Mischung und verteilen Sie sie auf dem vorbereiteten Backblech.
4. Genießen Sie den Kuchen so, wie er ist, oder bedecken Sie die Schale mit Frischhaltefolie und frieren Sie ihn vor dem Servieren 20 Minuten lang ein, um ihn zu kühlen.

Chia-Schokoladen-Honig-Pudding

KOCHZEIT: 0 MIN. | ERGIBT: 5 PORTIONEN

Zutaten:

1\2 Tasse Chiasamen

1 1\2 Tassen ungesüßte Mandelmilch

1 Teelöffel reine Vanille-Essenz

2 Esslöffel roher Wildhonig

2 Esslöffel reines Kakaopulver

1\3 Teelöffel koscheres Salz

Wegbeschreibung:

1. Chiasamen, Mandelmilch, Vanilleextrakt, Honig, Kakaopulver und Salz in einer mittelgroßen Schüssel verquirlen, bis alle Zutaten gut eingearbeitet sind.
2. Die Schüssel mit Frischhaltefolie verschließen und 30 Minuten lang kalt stellen.
3. Nach 30 Minuten den Pudding erneut verquirlen. Wiederholen Sie diesen Vorgang 4 Stunden lang alle 30 Minuten, bis der Pudding schön dick ist. Dadurch wird verhindert, dass der Pudding in ungleichmäßigen Schichten abbindet.
4. Den Pudding in 5 Servierschalen füllen und genießen.

Kurzer Tipp:

Puddingreste können in einem luftdicht verschlossenen Behälter bis zu 5 Tage im Kühlschrank aufbewahrt oder bis zu 2 Monate eingefroren werden. Um den Pudding aufzutauen, lassen Sie ihn einige Stunden im Kühlschrank stehen. Wenn er zu dick geworden ist, ein paar Teelöffel Mandelmilch unterrühren.

Erdbeer-Ahorn-Bonbons

KOCHZEIT: 0 MIN. | ERGIBT: 10 PORTIONEN

Zutaten:

2 Esslöffel frische Minzblätter, gehackt

1 Esslöffel frisch gepresster Zitronensaft

1\3 Tasse reiner Ahornsirup

5 1\2 Tassen gehackte Erdbeeren

1 Teelöffel reine Vanille-Essenz

Wegbeschreibung:

1. Minzblätter, Zitronensaft, Ahornsirup, Erdbeeren und Vanille in einer Küchenmaschine auf höchster Stufe pürieren, bis alle Zutaten gut vermischt sind (ca. 1-2 Minuten).
2. Die Mischung durch ein feinmaschiges Sieb abseihen und alle Blätter und Samen wegwerfen. Die Mischung in Pop-Formen füllen und 3 Stunden lang einfrieren, oder bis die Pops fest sind. Servieren und genießen.

Kurzer Tipp:

Wenn Sie die Pop-Formen unter warmes Wasser halten, lassen sich die Pops viel leichter herausnehmen.

Kokosnuss-Honig-Kekse

KOCHZEIT: 10 MIN. | ERGIBT: 12 PORTIONEN

Zutaten:

3 Esslöffel Kokosnussöl, geschmolzen

1 Esslöffel Kokosblütenzucker

2 Esslöffel roher Wildhonig

1 Teelöffel gemahlener Zimt

1\4 Teelöffel Backpulver

1 Esslöffel Kokosnussmehl

2 Esslöffel Maniokmehl

1\2 Tasse Erdmandelmehl

1\2 Tasse Kokosnussraspeln

1\3 Teelöffel koscheres Salz

1 Gelatine-Ei

Wegbeschreibung:

1. Eine große, mit einem Rand versehene Backform mit Backpapier auslegen und den Ofen auf 375°F vorheizen, wobei das Drahtgestell in der Mitte des Ofens stehen sollte.
2. In einer großen Schüssel Kokosöl, Kokosblütenzucker, Honig, Zimt, Backpulver, Kokosmehl, Maniokmehl, Erdmandelmehl, Kokosraspeln und Salz verrühren. Das Gelatineei einrühren, bis alle Zutaten gut eingearbeitet sind.
3. Den Teig zu 12 Kugeln von etwa gleicher Größe formen. Die Kugeln auf dem vorbereiteten Backblech verteilen und mit dem Boden eines sauberen Glases zu Plätzchen drücken.
4. Die Pfanne für 8-10 Minuten in den Ofen schieben, bis die Kekse schön gebräunt sind.
5. Lassen Sie die Kekse vor dem Servieren 10 Minuten lang in der Form abkühlen.

Kurzer Tipp:

Übrig gebliebene Kekse können in einem luftdichten Behälter bis zu 1 Woche im Kühlschrank aufbewahrt oder bis zu 3 Monate eingefroren werden. Zum Auftauen die Kekse vor dem Servieren 30 Minuten lang auf der Theke stehen lassen.

Nussige Bitterschokoladenhappen

KOCHZEIT: 0 MIN. | ERGIBT: 12 PORTIONEN

Zutaten:

1\2 Teelöffel koscheres Salz (geteilt)

1 1\2 Teelöffel reine Vanille-Essenz (aufgeteilt)

2 Teelöffel roher Wildhonig

3 Esslöffel reines Kakaopulver

1\4 Tasse geschmolzenes Kokosnussöl, leicht abgekühlt (plus 2 Esslöffel)

1\2 Tasse cremige Cashewbutter (plus 1\3 Tasse)

Wegbeschreibung:

1. Ein Muffinblech mit 12 Vertiefungen mit Muffinförmchen auslegen.
2. In einer mittelgroßen Rührschüssel die Hälfte des Salzes, 1 Teelöffel Vanille, den Honig, das Kakaopulver, 1\4 Tasse Kokosnussöl und 1\2 Tasse Cashewbutter verquirlen. Wenn Sie eine glatte Mischung haben, füllen Sie 1 Esslöffel der Mischung in jede Muffinform. Den Rest bei Raumtemperatur beiseite stellen.
3. Die Muffinform für 10 Minuten in den Gefrierschrank stellen.
4. In einer sauberen Schüssel die restlichen Zutaten verquirlen. Die Mischung in einer gleichmäßigen Schicht auf die 12 gefrorenen Muffinförmchen verteilen. Die restliche Schokoladenmischung auf die Förmchen geben und mit der Rückseite eines Teelöffels glatt streichen.
5. Die Häppchen vor dem Servieren weitere 10 Minuten einfrieren.

Nussige Honig-Brownies

KOCHZEIT: 25-30 MINUTEN | ERGIBT: 16 PORTIONEN

Zutaten:

1 Teelöffel reine Vanille-Essenz
Eigelb von 1 großen Ei
2 ganze große Eier
1\3 Tasse roher Wildhonig
1\2 Tasse Kokosnusszucker
1 Tasse cremige Mandelbutter
1\2 Teelöffel Backpulver
1\2 Teelöffel koscheres Salz
1\3 Teelöffel gemahlene Muskatnuss
2 Esslöffel Kokosnussmehl
1\3 Tasse ungesüßtes Kakaopulver
1\3 Tasse milchfreie Schokoladenchips

Wegbeschreibung:

1. Ein großes, umrandetes Backblech mit Backpapier auslegen, wobei ein Teil des Papiers über die Ränder hängt und als Griffe dient. Den Ofen auf 350°F vorheizen und das Drahtgitter in die Mitte des Ofens stellen.
2. Vanille, Eigelb, ganze Eier, Honig, Kokosblütenzucker und Mandelbutter in einer großen Schüssel verquirlen, bis ein glatter Teig entsteht.
3. In einer mittelgroßen Schüssel Backpulver, Salz, Muskatnuss, Kokosnussmehl und Kakaopulver verquirlen. Die feuchten Zutaten vorsichtig in die Schüssel mit den trockenen Zutaten einrühren. Wenn sich alle Zutaten zu einem dicken Teig verbunden haben, die Schokoladenstückchen unterheben.
4. Kratzen Sie den Teig auf das vorbereitete Backblech und verteilen Sie ihn gleichmäßig. Im Backofen 25-30 Minuten backen, oder bis ein Spieß fast sauber herauskommt und nur noch ein paar Krümel daran kleben.
5. Lassen Sie die Brownies 10-15 Minuten in der Form abkühlen, bevor Sie sie in 16 Quadrate schneiden. Verwenden Sie die Papiergriffe, um die Brownies aus der Pfanne zu heben. Die Brownies vor dem Servieren auf einem Gitterrost vollständig abkühlen lassen.

Banane-Ahorn-Softeis

KOCHZEIT: 0 MIN. | ERGIBT: 1 PORTION

Zutaten:

1 reife Banane, geschält und in dünne Scheiben geschnitten

1 Teelöffel reiner Ahornsirup

1\3 Teelöffel gemahlener Zimt

Wegbeschreibung:

1. Ein großes, umrandetes Backblech mit Backpapier auslegen.
2. Die Bananenscheiben in einer einzigen Schicht auf das vorbereitete Backblech legen. Die Bananen für mindestens 2 Stunden einfrieren.
3. Die gefrorenen Bananen, den Ahornsirup und den Zimt in einer leistungsstarken Küchenmaschine zu einer glatten Paste verarbeiten.
4. Die Mischung in Servierschalen schöpfen. Sofort genießen.

CPSIA information can be obtained
at www.ICGtesting.com
Printed in the USA
LVHW061113210722
724048LV00006B/165

9 781804 141922